Waldemar von Suchodoletz

Lese-Rechtschreib-Störung (LRS) Fragen und Antworten

Eine Orientierungshilfe für Betroffene, Eltern und Lehrer

Verlag W. Kohlhammer

1. Auflage 2007

Umschlag: Data Images GmbH
Gesamtherstellung:
W. Kohlhammer Druckerei GmbH + Co. KG, Stuttgart
Printed in Germany

ISBN 978-3-17-019764-0

Inhalt

Vorwort

Lesen und Schreiben hat entgegen der Erwartung, dass die Schriftsprache durch eine Kommunikation über multimediale Techniken ersetzt und Lernen immer weniger über schriftliche Materialien vermittelt wird, in den letzten Jahren eher an Bedeutung zugenommen. Die Zahl der Bücher, Zeitungen und Zeitschriften ist explosionsartig angestiegen und auf dem Laufenden bleibt nur, wer die Informationsflut im Internet schnell und effizient sichten kann. Auch gehört inzwischen zum beruflichen Alltag vieler Menschen das täglich mehrmalige Abrufen und Beantworten von E-Mails, das routiniertes Lesen und Schreiben voraussetzt, wenn für diese Tätigkeit nicht zu viel Zeit verloren gehen soll. Schriftsprachbeherrschung ist somit in unserer Wissensgesellschaft zu einer Schlüsselkompetenz geworden, die über Schul- und Berufsbewährung und damit über die sozialen Entwicklungschancen entscheidet.
Aber nicht jedes Kind erlernt das Lesen und Schreiben problemlos. Schwierigkeiten treten dabei nicht nur bei Kindern mit allgemeinen Lernproblemen auf, sondern auch bei solchen, die in anderen Bereichen keinerlei Auffälligkeiten zeigen. Wenn bei einem Kind Schriftsprachprobleme deutlich werden, fürchten Eltern und Lehrer zu Recht, dass der Schulerfolg langfristig gefährdet ist und dem Kind der Übertritt in weiterführende Schulen verwehrt bleibt. Ungenügende Lese- und Rechtschreibfähigkeiten lassen nicht nur in Deutsch, sondern mit steigenden Anforderungen auch in anderen Fächern Schulschwierigkeiten erwarten. So müssen in Mathematik eingekleidete Aufgaben erlesen und in Biologie, Physik und Chemie neue Themenbereiche selbstständig aus Büchern erarbeitet werden. Schulprobleme wirken sich zudem negativ auf das Selbstwertgefühl und die Anerkennung durch andere aus, was wiederum zu sozialem Rückzug mit traurigen Verstimmungen oder zu Trotz und ungesteuerten Wutanfällen führen kann.
Um ungünstige Entwicklungen zu vermeiden, müssen betroffene Kinder frühzeitig effektive Hilfen erhalten. Nur wenn eine Lese-Rechtschreib-Störung rechtzeitig erkannt wird, eine Förderung frühzeitig ein-

setzt und Elternhaus und Schule Stärken und Schwächen der Kinder im alltäglichen Umgang ausreichend berücksichtigen, wird ein der allgemeinen Begabung des Kindes entsprechender Schulabschluss erreicht werden. Lehrer und Eltern müssen die ersten Anzeichen einer LRS kennen, da sie sonst das Versagen beim Schriftspracherwerb als Faulheit, Desinteresse oder mangelnde Motivation missdeuten. Sie dürfen Schwierigkeiten beim Erlernen des Lesens und Schreibens nicht als gegeben und unveränderbar hinnehmen und müssen wissen, wie sie dem Kind am besten helfen können.

Entsprechend der großen Bedeutung des Schriftspracherwerbs stehen zahlreiche Bücher zum Thema LRS zur Verfügung. Diese informieren mehr oder weniger umfassend und betrachten die Problematik aus den unterschiedlichsten Blickwinkeln. Oft geht es Eltern und Fachleuten, wenn sie zu einem LRS-Buch greifen, aber nicht darum, einen Gesamtüberblick zu erhalten, sondern um Antworten auf ganz konkrete Fragen, die momentan für die Bewältigung des Alltags von Bedeutung sind. Der vorliegende Frage- und Antwortkatalog dient zur schnellen Orientierung und gibt kurze Antworten auf häufig gestellte Fragen. Er richtet sich an Betroffene, Eltern, Lehrer, Erzieher und alle sonstigen Fachleute, die Kinder mit Schwierigkeiten beim Schriftspracherwerb verstehen und unterstützen möchten. Durch eine möglichst übersichtliche Gliederung sollen sich Antworten schnell finden lassen, ohne dass umfangreiche Kapitel durchgelesen werden müssen. Einige Antworten wurden für besonders Interessierte durch weiterführende Angaben ergänzt.

Die Idee zu diesem Frage- und Antwortkatalog geht auf ein Seminar über die Lese- Rechtschreib-Störung zurück. Mit Student(inn)en unterschiedlicher Fachrichtungen (Sonderpädagogik, Pädagogik, Psychologie) wurden Antworten zu praxisrelevanten Fragen zusammengetragen. Beteiligt waren: Susanne Bauer, Iliana Beshkova, Christina Büscher, Violetta Dancev, Alina Dörflinger, Lucia Düssel, Matthias Ettinger, Martina Funk, Nina Gradl, Zeynep Gültekin, Cornelia Kolb, Kris De Maeyer, Judith Mickley, Daniela Milling, Melanie Rommel, Regina Rüger, Veronika Schradi, Marlena Szumigaj, Alexandra Werner und Eva Winkler. Von dieser Antwortsammlung ausgehend entstand diese Übersicht zur Lese-Rechtschreib-Störung, die allen Interessierten eine schnelle Orientierung ermöglichen soll.

München, im Frühjahr 2007 Waldemar von Suchodoletz

1 Einleitung

1.1 Wie verlaufen Lese- und Schreibprozesse?

Nach dem Erlernen des Lesens und des Schreibens werden, je nachdem, ob ein Wort bekannt oder unbekannt ist, unterschiedliche Strategien eingesetzt. Das Vorgehen beim Lesen wurde von Coltheart und Mitarbeitern (1978) in einem Zwei-Wege-Lesemodell und das beim Schreiben von Simon & Simon (1973) in einem Rechtschreibmodell genauer dargestellt.

Zwei-Wege-Lesemodell nach Coltheart u.a. (1978)

1. Direkter Weg

Das Wortbild häufig gelesener Wörter ist als Ganzes im Gedächtnis abgespeichert (orthographisches Lexikon). Beim Lesen rufen charakteristische Buchstabenkombinationen das Wortbild im orthographischen Lexikon auf, ohne dass eine Untergliederung in Buchstaben erfolgt. Gleichzeitig werden weitere Informationen, wie z. B. das Klangbild und die Bedeutung des Wortes, aktiviert, sodass das Gelesene verstanden wird und in das Vorwissen integriert werden kann.

2. Indirekter Weg

Bei Wörtern, die unbekannt sind oder bisher nur selten gelesen wurden und deren Schriftbild deshalb nicht abgespeichert ist, wird Buchstabe für Buchstabe in Laute umgewandelt, die dann zu einem Wort zusammengezogen werden. Ein solches Vorgehen steht am Anfang eines jeden Leselernprozesses und ist für Leseanfänger typisch. Es dauert wesentlich länger als ein Lesen auf direktem Wege.

Rechtschreibmodell von Simon & Simon (1973)

Das Rechtschreibmodell von Simon & Simon untergliedert das Rechtschreiben in Prozesse, die dem Lesen vergleichbar sind.

1. Direkter Weg

Wortbilder von Wörtern, die bereits häufig geschrieben wurden, werden als Ganzes in der Vorstellung aufgerufen und in ein motorisches Schreibprogramm übersetzt. Dieses steuert das Niederschreiben. In einem Kontrollprozess wird das geschriebene Wort auf Richtigkeit hin überprüft.

2. Indirekter Weg

Für Wörter, die nicht mit kompletten Wortbildern im Gedächtnis vorhanden sind, ist eine Untergliederung in Silben und weiter in einzelne Laute erforderlich. Die Laute werden in Buchstaben umcodiert (Phonem-Graphem-Zuordnung) und die Buchstabenabfolge nach Zwischenspeicherung und Zuordnung zu Abfolgen von Schreibbewegungen niedergeschrieben. Das Schreiben auf diesem Wege ist recht schwierig und führt häufig zu Fehlern, da lautgetreues Schreiben eine genaue Wortanalyse erfordert, die nicht immer korrekt gelingt. Für ein orthographisch richtiges Schreiben reicht eine exakte Lautanalyse allerdings nicht aus, da eine lautgetreue Schreibweise eher die Ausnahme als die Regel ist. Zusätzlich müssen Regelwissen und Kenntnisse über Ausnahmen von den Regeln eingesetzt werden.

1.2 In welchen Schritten erfolgt der normale Schriftspracherwerb?

Sicheres Lesen und Schreiben erfordert das Erlernen zahlreicher Regeln und ein jahrelanges Training, bis das komplexe Regelwerk der Schriftsprache verinnerlicht ist und Lesen bzw. Schreiben automatisch und ohne langes Überlegen gelingt. Eine Einteilung dieses Lernprozesses kann in viele Einzelschritte vorgenommen werden. Auf eine Untergliederung in drei wesentliche Stufen von Uta Frith (1985) soll kurz eingegangen werden:

1. Logographische Stufe

Die Kinder erfassen beim Lesen die charakteristischen Merkmale des Wortes, ohne dass sie dieses in Buchstaben auflösen. Beim Schreiben reihen sie nicht einzelne Buchstaben aneinander, sondern malen ein Wortbild.

2. Alphabetische Stufe

Die Kinder erkennen, dass Buchstaben stellvertretend für Laute stehen. Sie beginnen buchstabenweise zu lesen und lautgetreu zu schreiben.
In der deutschen Sprache entspricht aber wie in den meisten anderen Sprachen die Zahl der Laute nicht derjenigen der verfügbaren Buchstaben. Etwa 40 Lauten stehen 30 Buchstaben (bei Berücksichtigung von Umlauten wie ä, ö, ü und Sonderzeichen wie ß) gegenüber. Eine einfache Eins-zu-Eins-Übersetzung ist damit nicht möglich. Die Folge ist, dass einzelne Laute unterschiedlich zu schreiben (z. B. Dachs, Max, Koks) und Buchstaben unterschiedlich zu lesen sind (z. B. Vase, viel). Im Deutschen werden nur etwa 50 % der Wörter des Grundwortschatzes geschrieben, wie sie gesprochen werden. Ein lautgetreues Vorgehen reicht bei den meisten Wörtern für ein orthographisch richtiges Schreiben nicht aus. Zahlreiche Regeln sind beim Lesen und Schreiben zu beachten.

3. Orthographische Stufe

Die Kinder erlernen Rechtschreibregeln und Ausnahmen von diesen.

1.3 Wenn eine LRS unerkannt bleibt – ein Beispiel

Seit der ersten Klasse hat Michael (Name geändert) Schwierigkeiten, den schulischen Anforderungen gerecht zu werden. In den Zeugnissen werden diese wie folgt beschrieben.

Auszug aus dem Zeugnis der 1. Klasse:
»Langsam aber sicher hat Michael in der zweiten Hälfte des Schuljahres erkannt, dass er in der Klasse einfach einen Einsatz leisten muß ... In den letzten Wochen hast du dich wirklich bemüht, besonders die »schlimmen« Schreibaufgaben so zügig wie möglich zu erledigen. Hoffentlich schaffst du es weiter so!
Erfreulicherweise ist Michael trotz dieser Schwierigkeiten in der Lage, tadellos abzuschreiben und Nachschriften fehlerlos zu bewältigen. Er beweist damit, dass er konzentriert arbeiten kann! Seine Unlust auch dem Lesen gegenüber hat natürlich zur Folge, dass seine Lesefertigkeiten noch nicht zufriedenstellend sind.
Michael, da solltest du täglich 10 Minuten üben! Die Mathematik bereitet ihm Spaß, besonders das reine Zahlenrechnen. Beim Sportunterricht und beim Theaterspiel ist er mit besonderem Eifer dabei. Hier kann er zeigen, was in ihm steckt.«
Auszug aus dem Zeugnis der 2. Klasse:
»Wenn Michael gut genug motiviert ist, ist er nicht nur zu befriedigenden, sondern zu guten Leistungen befähigt. Das beweist er besonders oft in der Mathematik. Lediglich mit der Rechtschreibung und dem Lesen steht er noch auf Kriegsfuß. Michael, ohne Fleiß gewinnt man keinen Preis. Arbeite im neuen Schuljahr so weiter wie jetzt in den letzten Tagen.«
Auszug aus dem Zeugnis der 4. Klasse:
»Michaels wachsender Aggressivität, die auch Mitschülern gegenüber nun leichter in Tätlichkeiten ausartet, sollte vom Elternhaus rechtzeitig entgegengesteuert werden. Die Lücke zwischen ausgesprochen guten Fähigkeiten im Praktischen und den Leistungen im Schriftlichen klafft immer weiter auseinander. Durch Üben wäre dies zu bessern, aber da fehlt bei ihm das Interesse.«
Auszug aus dem Zeugnis der 5. Klasse:
»Michael zeigte großen Einsatz im Mathematikunterricht. Schade dass er in der Rechtschreibung so große Schwierigkeiten hat.«

Auszug aus dem Zeugnis der 6. Klasse:
»Michael beteiligt sich interessiert am Unterricht, seine Anstrengungsbereitschaft sollte vor allem in Deutsch größer werden. Sein Verhalten war altersgemäß recht gut.«
Auszug aus dem Abschlusszeugnis der Hauptschule:
»Das Verhalten des Schülers war ordentlich. Bei interessierter Mitarbeit war sein häuslicher Fleiß oft nicht intensiv genug. Formal fehlte es an der nötigen Sorgfalt.«

Umschriebene Schwierigkeiten im Lesen und Schreiben werden in den Zeugnissen zwar eindeutig beschrieben, doch wurde während der gesamten Schulzeit nicht an eine LRS gedacht. Die Probleme wurden auf Faulheit, mangelnde Erledigung der Hausaufgaben und fehlendes Interesse zurückgeführt. Damit wurde die Schuld für das Versagen im Deutschunterricht und für spätere Verhaltensstörungen beim Kind und im Elternhaus gesehen. Da eine LRS nicht in Erwägung gezogen wurde, erfolgten weder eine genauere Diagnostik noch eine spezifische Förderung und Behandlung. Die Mutter war wegen einer schweren Hirnerkrankung nicht in der Lage, ihr Kind ausreichend zu unterstützen und schulische Fördermaßnahmen bzw. eine Korrektur der Einstellung zum Kind durchzusetzen.
Nach dem Abschluss der Hauptschule absolvierte Michael eine Lehre als Kfz-Mechaniker. Im zweiten Bildungsgang erwarb er den Realschulabschluss. Außer in Deutsch und Englisch erreichte er gute Ergebnisse. Die Lehrer rieten ihm, auch noch das Abitur nachzuholen. Die Diskrepanz zwischen guten Leistungen in praxisorientierten Fächern wie Informatik oder Technischem Zeichnen und schlechten Fertigkeiten im Schriftsprachlichen ließen einen Lehrer der Realschule an eine LRS denken. Er empfahl Michael, dies genauer abklären zu lassen. Eine ausführliche LRS-Diagnostik bestätigte den Verdacht. Aufgrund eines ärztlichen Gutachtens erhielt Michael die Möglichkeit, trotz unzureichender Fertigkeiten im Schriftsprachlichen am Vorkurs teilzunehmen, um danach eine Abiturklasse zu besuchen.
Das Beispiel zeigt, dass eine LRS nicht nur zu Startschwierigkeiten unmittelbar nach dem Schuleintritt führt, sondern die gesamte Schullaufbahn prägen kann. Wird eine LRS nicht erkannt, so ist eine begabungsadäquate Beschulung in Frage gestellt und ständige ungerechtfertigte Zurücksetzungen können zu psychischen Fehlentwicklungen führen. Es

ist nicht selbstverständlich, dass sich, wie in diesem Fall, sekundäre Verhaltensstörungen zurückbilden und nicht immer können versäumte Entwicklungschancen auf dem zweiten Bildungsweg nachgeholt werden. Ein Erkennen einer LRS im frühen Schulalter, eine frühzeitige Förderung und Behandlung sowie die Gewährung eines Nachteilsausgleichs hätten diesem inzwischen 20-jährigen jungen Mann zahlreiche Misserfolgserlebnisse und unbegründete Vorwürfe erspart und eine konfliktfreiere Entwicklung ermöglicht.

2 Allgemeine Informationen zur Lese-Rechtschreib-Störung

2.1 Was versteht man unter einer LRS?

Unter einer Lese-Rechtschreib-Störung (LRS) wird ein spezielles Versagen beim Erlernen des Lesens und der Rechtschreibung bei besserer allgemeiner Intelligenz verstanden.

Weiterführende Angaben

Nach der internationalen Klassifikation der Weltgesundheitsorganisation (ICD-10 der WHO) wird die Lese-Rechtschreib-Störung zu den »umschriebenen Entwicklungsstörungen schulischer Fertigkeiten« gerechnet. Sie wird definiert als umschriebene Beeinträchtigung der Entwicklung der Lesefertigkeiten und in der Regel damit verbunden der Rechtschreibfähigkeiten, die nicht durch eine Intelligenzminderung, unzureichende Lernbedingungen, unkorrigierte Seh- oder Hörstörungen sowie ausgeprägte neurologische oder emotionale Störungen bedingt ist. Die Probleme bestehen von Anfang an und werden nicht erst später während der Schullaufbahn erworben.
Nach dieser Definition hat nicht jedes Kind mit Problemen beim Erlernen des Lesens und Schreibens eine LRS. Von einer solchen ist nach dieser Auffassung nur zu sprechen, wenn Lernschwierigkeiten auf den Schriftspracherwerb begrenzt sind.
Der Begriff LRS bzw. Legasthenie wird aber nicht einheitlich benutzt. Nicht alle sind der Meinung, dass nur isoliert auftretende Schriftspracherwerbsschwächen als LRS bezeichnet werden sollten, und nennen so jede Form von Versagen im Deutschunterricht. Dabei wird argumentiert, dass eine Förderung im Lesen und Schreiben nicht auf die Gruppe der Kinder mit durchschnittlicher Intelligenz beschränkt sein darf, da alle Kinder mit Problemen beim Lesen und Schreiben einer Unterstützung bedürfen. Dem ist zuzustimmen und dennoch ist eine

Abgrenzung eines speziellen Versagens im Schriftspracherwerb von anderen Formen von Lernstörungen notwendig. Die Art sinnvoller Fördermaßnahmen unterscheidet sich je nach Störungsbild, sodass dieses klar benannt und zwischen verschiedenen Formen unterschieden werden sollte. Ein Kind mit Problemen im Deutschunterricht infolge einer allgemeinen Lernschwäche bedarf im Gegensatz zu Kindern mit einer umschriebenen LRS nicht nur spezifischer Hilfen in der Schriftsprache, sondern einer vielseitigen Unterstützung in allen Lernbereichen. Auch ein Kind, welches aufgrund eines fremdsprachigen häuslichen Milieus unzureichenden Kontakt mit der deutschen Sprache hat, wird nicht ausreichend von einer einseitigen Förderung beim Erlernen des Lesens und Schreibens und von einem Nachteilsausgleich, wie er in Legasthenie-Erlassen der Bundesländer vorgesehen ist, profitieren. In einem solchen Fall ist ein Sprachunterricht wesentlich erfolgversprechender.

Um eine gezielte Hilfestellung zu ermöglichen und eine Begriffsverwirrung zu vermeiden, sollte deshalb nur bei den Kindern von einer LRS gesprochen werden, bei denen die Schwäche erwartungswidrig auftritt und nicht durch eindeutige Auslösefaktoren, wie unzureichende Beschulung oder allgemeine Lernschwäche, bedingt ist. Nur auf Probleme von Kindern mit einer umschriebenen LRS wird im Folgenden näher eingegangen.

2.2 Wie wird eine LRS sonst noch genannt?

In letzter Zeit hat sich die Bezeichnung Lese-Rechtschreib-Störung, abgekürzt LRS, weitgehend durchgesetzt. Daneben sind aber noch andere Bezeichnungen in Gebrauch, die zum Teil mit gleicher, zum Teil aber auch mit etwas anderer Bedeutung benutzt werden.

Zur genaueren Beschreibung wird gelegentlich von »umschriebener« oder »spezifischer« bzw. »entwicklungsbedingter«, »angeborener« oder »familiärer« Lese-Rechtschreib-Störung gesprochen. Auch findet man Störung nicht selten durch Schwäche oder Schwierigkeit ersetzt, z. B. wenn von »familiärer Lese-Rechtschreib-Schwäche« die Rede ist.

Wird die Lesestörung in den Vordergrund gerückt, wie dies im angloamerikanischen Sprachraum üblich ist, so wird von Legasthenie, Dyslexie oder entwicklungsbedingter Lesestörung gesprochen. Mit der Bezeichnung Dysorthographie wird die Rechtschreibstörung betont. Ältere Bezeichnungen sind kongenitale bzw. familiäre Wortblindheit oder angeborene Alexie.

Weiterführende Angaben

Diese Vielfalt führt leicht zur Verwirrung, da die Begriffe zum Teil mit unterschiedlicher Bedeutung verwendet werden. So wird gelegentlich eine Lese-Rechtschreib-Schwäche als leichtere und vorübergehende Schwierigkeit beim Schriftspracherwerb von einer Lese-Rechtschreib-Störung abgegrenzt und mit LRS abgekürzt. Auch werden von einigen die Bezeichnung Lese- bzw. Rechtschreibstörung nicht gleichbedeutend mit Lese-Rechtschreib-Störung benutzt, sondern als Unterformen aufgefasst. Um Missverständnisse zu vermeiden, sollte deshalb bei der Verwendung eines dieser Begriffe hinzugefügt werden, was jeweils darunter verstanden wird. In diesem Buch werden Lese-Rechtschreib-Störung, LRS und Legasthenie mit gleicher Bedeutung nebeneinander verwendet.

2.3 Gibt es verschiedene LRS-Formen?

Die Lese-Rechtschreib-Störung kann nach unterschiedlichen Gesichtspunkten in Untergruppen aufgeteilt werden. Vorgeschlagen wurden Einteilungen nach dem Schweregrad, der Art der Lese- bzw. der Rechtschreibfehler, der Kombination mit auditiven bzw. visuellen Wahrnehmungsschwächen, dem Vorhanden- oder Nichtvorhandensein lautsprachlicher Schwächen und viele andere mehr. Da sich diese Untergruppen jedoch nicht hinsichtlich Ursache, Verlauf oder Ansprechen auf eine spezifische Förderung voneinander unterscheiden, haben sich derartige Einteilungen bislang nicht durchgesetzt.

In der internationalen Klassifikation der Weltgesundheitsorganisation (ICD-10 der WHO) wird eine Lese-Rechtschreib-Störung (Lesestörung mit oder ohne Rechtschreibstörung) von einer isolierten Rechtschreibstörung abgegrenzt. In anderen Einteilungen (z. B. im Bayerischen Legasthenie-Erlass) wird eine umschriebene Lesestörung als zusätzliche Untergruppe genannt.

2.4 Woran erkennt man eine LRS?

Kinder mit einer LRS fallen dadurch auf, dass sie trotz ausreichenden Unterrichts und genügender häuslicher Förderung im Vergleich zu ihren Klassenkameraden wesentlich schlechter lesen und das Gelesene nur ungenügend verstehen. Im Diktat unterlaufen ihnen ungewöhnlich viele Fehler. Der Text kann so entstellt sein, dass er nicht mehr zu entziffern ist (s. Abb. 1). Auch das Kind selbst kann ihn nicht deuten, da es immer wieder andere Fehler sind. Ein LRS-Kind erfindet also keine eigene Form der Schreibweise, so wie einige Kinder eine »Geheimsprache« benutzen, die für Außenstehende unverständlich ist. Es erkennt seine eigenen Fehler nicht und kann sich dadurch auch nicht korrigieren. Wird ein Wort immer wieder geübt, so gelingt schließlich die richtige Schreibweise. Nach wenigen Tagen ist das Erworbene jedoch nicht selten wieder vergessen und mit dem Üben muss von vorne begonnen werden. Im Gegensatz zur Rechtschreibung bereitet das Abschreiben keine Probleme und das Schriftbild ist sauber und ordentlich, wenn nicht zusätzlich feinmotorische oder Aufmerksamkeitsstörungen bestehen.
Früher wurde angenommen, dass es legastheniespezifische Fehler gibt. Hierzu wurden Wortentstellungen (Prn anstelle von Baum), Verwechslung ähnlich klingender Laute (d-t, g-k) oder Buchstabenverdrehungen (b-d, p-q) gezählt. Genauere Analysen der Fehler von Kindern mit einem vergleichbaren Stand im Lesen und Rechtschreiben haben jedoch gezeigt, dass allen Kindern im ersten Schuljahr solche Fehler unterlaufen. Für LRS-Kinder ist lediglich charakteristisch, dass die Phase grober Rechtschreibfehler wesentlich langsamer überwunden wird als nach der allgemeinen Begabung und dem erhaltenen Unterricht zu erwarten wäre. Auch später machen übermüdete Kinder ähnliche Fehler, wie sie bei LRS-Kindern gehäuft anzutreffen sind.

Weiterführende Angaben

Beim Schreiben und Lesen auftretende Fehler lassen sich in verschiedene Fehlerarten einteilen und damit genauer beschreiben. Eine exakte Aufschlüsselung ist erforderlich, um den Entwicklungsstand der Schriftsprache zu beurteilen, die nächsten Förderschritte festzulegen und Lernfortschritte genauer zu erfassen. Folgende Einteilungen sind gebräuchlich:

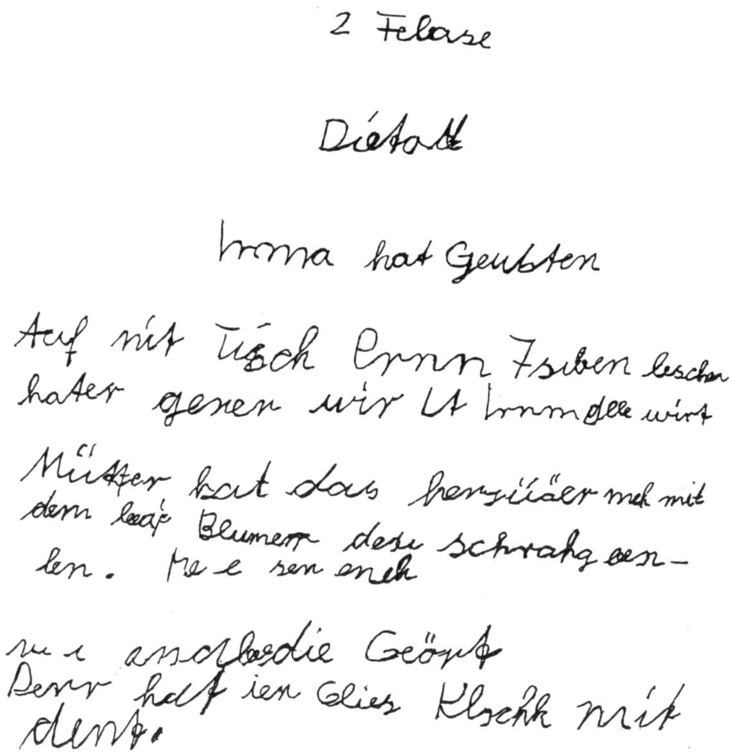

Abb. 1: Diktat eines 9-jährigen Mädchens, das die zweite Klasse der Regelschule zum zweiten Mal besucht.

Text des Diktats:

»2. Klasse; Diktat; Irma hat Geburtstag. Auf dem Tisch brennen sieben Lichter. Jeder kann sehen, wie alt Irma heute wird. Mutter hat das gute Geschirr mit den blauen Blumen aus dem Schrank geholt. Sie hat drei Gäste eingeladen. Jeder hat ein kleines Geschenk mitgebracht.«

Die Beschulung ist wegen heftiger Wutausbrüche und der damit verbundenen Gefährdung anderer Schüler in Frage gestellt. In der Schule sei sie mürrisch und misslaunig. Bei Misserfolgen im Unterricht reagiere sie mit ungehemmten und ungesteuerten Aggressionen. Mehrfach sei es dabei zu Verletzungen von Mitschülern und Lehrern gekommen. Eine kinderpsychiatrische Untersuchung wurde veranlasst, in deren Rahmen eine schwere LRS festgestellt wurde.

Einteilung von Rechtschreibfehlern:

- Reihenfolgefehler (Umstellen von Buchstaben)
- Auslassungen von Buchstaben oder Wortteilen
- Verdrehungen (Reversionen) von Buchstaben im Wort (z. B. b-d, p-q)
- Einfügen von Buchstaben oder Wortteilen
- Verstöße gegen Rechtschreibregeln (z. B. Fehler in der Groß- und Kleinschreibung, Dehnungsfehler)

Einteilung von Rechtschreibfehlern nach Ergebnissen in einigen Rechtschreibtests:

- Phonemfehler (Verstöße gegen die lautgetreue Schreibweise)
- Regelfehler (Verstöße gegen regelhafte Abweichungen von der lautgetreuen Schreibweise)
- Speicherfehler (Verstöße gegen Abweichungen von Rechtschreibregeln)

Einteilung von Lesefehlern in:

- Extrem langsames Lesen
- Auslassungen von Buchstaben oder Wortteilen
- Verdrehungen (Reversionen) von Buchstaben im Wort
- Einfügen von Wortteilen oder Wörtern
- Ersetzen von Wörtern oder Wortteilen
- Fehlerhaftes Zusammenfügen von Satzteilen (ungenaues Phrasieren)
- Startschwierigkeiten beim Vorlesen
- Verlieren der Zeile im Text
- Eingeschränktes Leseverständnis

2.5 Bleiben die Symptome einer LRS immer gleich?

Die Symptome einer LRS ändern sich im Laufe der Zeit. Im Vorschulalter zeigen viele der späteren LRS-Kinder eine Sprachentwicklungsstörung. In der ersten Klasse haben LRS-Kinder große Schwierigkeiten beim Erlernen der Buchstaben. Ihnen fällt es schwer zu verstehen, dass Buchstaben (Grapheme) stellvertretend für einzelne Laute (Phoneme) stehen, und sich zu merken, welche Buchstaben welchen Lauten zuzuordnen sind. Im weiteren Grundschulalter stehen Lesestörungen und Probleme beim lautgetreuen Schreiben im Vordergrund, während im späteren Schul- und im Erwachsenenalter eine Rechtschreibstörung am ausgeprägtesten ist und Regelfehler (z. B. Groß-/Kleinschreibung, Dehnungsfehler) sowie solche durch ein Nichtbeachten von Ausnahmen vorherrschen.

2.6 Haben LRS-Kinder nur im Deutschunterricht Probleme?

Eine LRS ist durch Schwierigkeiten beim Erwerb des Lesens und Rechtschreibens gekennzeichnet, sodass LRS-Kinder vorrangig im Deutschunterricht Probleme haben. Ähnliche Schwierigkeiten wie im Deutschen treten auch im Fremdsprachenunterricht auf, da eine LRS nicht nur das Erlernen der deutschen, sondern aller Schriftsprachen erschwert.

Gelegentlich unterscheidet sich aber das Ausmaß der Probleme im Deutsch- und Fremdsprachenunterricht nicht unerheblich. Verschiedene Sprachen stellen unterschiedliche Anforderungen an die Fähigkeit zur Lautanalyse und an das Gedächtnis für Wortbilder. Die italienische und lateinische Schriftsprache ist lautgetreuer als die deutsche. Orthographisch richtiges Schreiben gelingt in diesen Sprachen umso leichter, je besser die phonologischen Fähigkeiten entwickelt sind. Im Gegensatz dazu stellt die englische Sprache hohe Anforderungen an das Wortbildgedächtnis, da nur wenige Wörter lautgetreu geschrieben werden. Je nachdem welche Schwächen bei einem LRS-Kind am ausgeprägtesten sind und welche Sprache erlernt werden soll, werden im Fremdsprachenunterricht mehr oder weniger deutliche Probleme auftreten.

Korrektes Schreiben und Lesen wird aber nicht nur im Deutschunterricht gefordert, sondern ist für die meisten Schulfächer von zentraler Bedeutung. Bei unzureichender Lesefähigkeit wird es einem Kind nicht gelingen, Anweisungen von der Tafel richtig zu deuten, Textaufgaben im Mathematikunterricht zu entziffern oder Stoff aus Schulbüchern zu erarbeiten. Liest ein Kind sehr langsam, so bleibt ihm oft nicht genügend Zeit, um eine Aufgabe zu bewältigen. Auch beim Aufschreiben eigener Gedanken muss ein LRS-Kind viel Aufmerksamkeit auf die Buchstabenfolge statt auf den Inhalt richten. Somit werden die Leistungen auch im Biologie-, Erdkunde-, Physik- oder Chemieunterricht schlechter ausfallen, als es der allgemeinen Begabung des Kindes entspricht. Schlechte Schulnoten in fast allen Fächern sind also kein Beleg für einen allgemeinen Begabungsmangel. Auch eine umschriebene LRS führt über die Jahre zu einem allgemeinen Schulversagen, wenn die Teilleistungsstörung keine adäquate Berücksichtigung findet.

2.7 Ist eine LRS ein Hinweis auf einen Intelligenzmangel?

Von einer Lese-Rechtschreib-Störung wird nur dann gesprochen, wenn es sich um eine Teilleistungsstörung handelt, d.h. um eine umschriebene Schwäche beim Erlernen des Lesens und Rechtschreibens bei besseren sonstigen geistigen Fähigkeiten. Bei Kindern mit einer Intelligenzstörung sollte die Diagnose »Lese-Rechtschreib-Störung« auch bei ausgeprägten Schwächen im Schriftsprachbereich nicht gestellt werden. Die Intelligenz von LRS-Kindern liegt somit definitionsgemäß immer im Normbereich.

Innerhalb der Norm werden bei Kindern mit einer Lese-Rechtschreib-Störung alle Grade der Intelligenz – von schwach bis zu überdurchschnittlich – angetroffen. Probleme beim Erlernen der Schriftsprache schließen also eine sehr gute Intelligenz nicht aus. Andererseits ist es nicht so, dass LRS-Kinder grundsätzlich über eine hohe Intelligenz verfügen. Allerdings weisen Kinder, bei denen die LRS vergleichsweise spät erkannt wird, oft eine relativ gute Intelligenz auf. Überdurchschnittlich begabte Kinder können in den ersten Schuljahren Lese- und Rechtschreibschwächen durch Auswendiglernen verbergen. Dies gelingt nicht mehr, wenn freie Aufsätze oder ungeübte Diktate geschrieben werden und erst dann werden die Probleme von Lehrern und Eltern bemerkt.

Eine Überprüfung der Intelligenz sollte grundsätzlich bei allen Kindern mit Schwierigkeiten beim Erlernen der Schriftsprache erfolgen, damit weder Eltern noch Lehrkräfte die Fähigkeiten des Kindes über- oder unterschätzen. Beides ist für das Kind gleichermaßen nachteilig, da es dazu führt, dass das Kind aufgrund falscher Anforderungen entmutigt wird und sich psychische Probleme einstellen. Eine auf die individuelle Leistungsfähigkeit des betroffenen Kindes abgestimmte Förderung ist neben der eigentlichen Behandlung wesentliche Voraussetzung für die Entwicklung eines stabilen Selbstwertgefühls, für Lernmotivation und Lernerfolge.

2.8 Wie umschrieben tritt eine LRS auf?

Nicht selten lassen sich bei LRS-Kindern noch andere Entwicklungsauffälligkeiten, insbesondere im Bereich von Sprache und Motorik, beobachten. Relativ viele LRS-Kinder hatten im Vorschulalter eine Sprachentwicklungsstörung. Es fällt ihnen auch noch im Schulalter schwer, zusammenhängend zu erzählen und eigene Gedanken in komplexeren Sätzen auszudrücken. Die Artikulation ist oft unsauber, die Sätze sind kurz bei einfacher Grammatik und der Wortschatz nicht altersentsprechend. Wortfindungsstörungen fallen dadurch auf, dass die Kinder länger nach dem richtigen Begriff suchen und sich ungenau ausdrücken.
Andere LRS-Kinder sind ungeschickt und unbeholfen. Ist die Feinmotorik betroffen, dann wirkt das Schriftbild ungelenk und kann nahezu unleserlich sein. Eine verminderte Schreibgeschwindigkeit ist dann nicht nur durch ein langes Nachdenken über die richtige Schreibweise, sondern auch durch verlangsamte und verkrampfte Schreibbewegungen bedingt.

2.9 In welcher Situation befinden sich LRS-Kinder?

Mit dem Schuleintritt beginnt für Kinder eine neue Lebensphase, in der Leistungsanforderungen eine ganz wesentliche Rolle spielen. Wie alle Kinder wollen auch LRS-Kinder lernen und den Erwartungen von Eltern und Lehrern gerecht werden. Trotz aller Anstrengungen gelingt es ihnen aber viel schwerer als den anderen, die Bedeutung geschriebener Zeichen zu erfassen. Selbstwertzweifel treten auf und die Kinder werden im Umgang mit schulischen Anforderungen unsicher. Bei ihren hilflosen

Versuchen, etwas vorzulesen oder an die Tafel zu schreiben, werden sie belächelt oder gar ausgelacht und ihr Ansehen in der Kindergruppe sinkt.

Da LRS-Kinder in anderen Bereichen gute Fähigkeiten aufweisen, wird das Versagen im Deutschunterricht schnell auf mangelnde Anstrengungsbereitschaft, Interesselosigkeit und Faulheit zurückgeführt. Die Kinder werden ermahnt, intensiver zu üben und fleißiger zu sein.

Die Hausaufgabensituation zu Hause gestaltet sich zunehmend problematisch. Da Lese- und Schreibübungen zu keinem befriedigenden Ergebnis führen, sind Kinder und Eltern frustriert. Die Kinder weigern sich, sobald es um Lesen und Schreiben geht, mitzumachen und die Hausaufgabensituation belastet die gesamte familiäre Atmosphäre. Die Eltern, die bislang eine unauffällige Entwicklung ihres Kindes beobachten konnten, sind über das Versagen in der Schule enttäuscht und machen sich Sorgen um die Zukunft ihres Kindes. Insbesondere sehr bemühte Eltern versuchen durch immer intensiveres und längeres Üben den Rückstand aufzuholen, wodurch dem Kind immer weniger Zeit zum Spielen und zur Erholung zur Verfügung steht. Diese Überforderung kann zu Verweigerungshaltung mit Schulunlust oder zu Schulängsten und körperlichen Beschwerden im Zusammenhang mit schulischen Anforderungen führen.

Auch das Verhältnis zwischen Schule und Elternhaus wird häufig angespannt und ist durch gegenseitige Schuldzuweisungen gekennzeichnet. Von Seiten der Schule wird mehr häuslicher Fleiß angemahnt, während die Eltern der Lehrkraft die Schuld für den unzureichenden Lernerfolg geben.

Ein Erkennen der Lese-Rechtschreib-Störung kann zu einer deutlichen Entlastung aller Beteiligten führen und Verständnis bei Eltern und Lehrkräften für die Schwierigkeiten des Kindes wecken. Schon alleine die Diagnosestellung führt zu einer Unterbrechung des Teufelskreises aus Versagen, verstärkter Anstrengung, Frust über den mangelnden Erfolg und gegenseitigen Schuldzuweisungen. Sie ist ein erster wichtiger Schritt zu einem Abbau von Lernhemmungen, einer Verminderung von Versagensängsten und einer Entspannung der Situation in der Schule und bei den Hausaufgaben.

Weiterführende Angaben

Im Vergleich zu Gleichaltrigen benötigen LRS-Kinder in den ersten Schuljahren mehr Zeit zur Erledigung von Hausaufgaben und die Eltern sind intensiver gefordert, Unterstützung zu geben und bei der Erledigung der Hausaufgaben neben dem Kind zu sitzen. Eine Ermahnung zu mehr häuslichem Fleiß, wie sie bei LRS-Kindern in Zeugnissen der ersten Klassen oft zu lesen ist, erscheint in Anbetracht solcher Bemühungen von Kindern und Eltern wenig förderlich.
Nach Befragungen von LRS-Kindern unterschiedlicher Klassenstufen und deren Eltern ändert sich die Situation jedoch im mittleren Schulalter. In höheren Klassen sind LRS-Kinder eher demotiviert. Sie drücken sich um die Hausaufgaben und verbringen weniger Zeit als ihre Klassenkameraden mit außerschulischem Lernen. Auch die Eltern haben resigniert, ziehen sich zurück und bieten ihren Kindern geringere Hilfen an. Sie investieren nun nicht mehr so viel Zeit in die Hausaufgabenbetreuung wie andere Eltern dieser Klassenstufen.

2.10 Sind bei LRS-Kindern gehäuft psychische Auffälligkeiten zu beobachten?

Psychische Auffälligkeiten sind bei LRS-Kindern häufiger als bei Kindern ohne Schulprobleme anzutreffen. Dabei handelt es sich insbesondere um folgende Besonderheiten:

1. **Emotionale Verunsicherung**
   Insbesondere im frühen Schulalter zeigen viele LRS-Kinder Leistungsängste, überempfindliche Reaktionen bei Kritik und eine Neigung zu Verstimmungszuständen. Viele LRS-Kinder entwickeln Schulunlust und Schulangst. Bei Leistungsanforderungen zeigen sie wenig Selbstvertrauen. „Das kann ich nicht“ ist eine häufige Antwort und bei ersten Schwierigkeiten resignieren sie oder bitten um Unterstützung.
2. **Psychisch bedingte, körperliche (psychosomatische) Beschwerden**
   Im Zusammenhang mit schulischen Anforderungen wird über

Übelkeit, Bauchschmerzen oder Erbrechen geklagt. Die Kinder geben Kopfschmerzen an und neigen zu Schlafstörungen. Ein sekundäres Einnässen kann auftreten.

3. **Hyperkinetische und Aufmerksamkeitsstörungen**
Vielen LRS-Kindern fällt es schwer, sich auf Aufgaben zu konzentrieren und sind durch Störreize leicht ablenkbar. Sie sind zappelig, erscheinen innerlich unausgeglichen und das Stillsitzen fällt ihnen schwer.
4. **Auffälligkeiten im Sozialverhalten**
Manche LRS-Kinder neigen zu verstärkten Trotzreaktionen, Wutanfällen und aggressivem Verhalten. Eine LRS wird auch als Risiko für delinquente Fehlentwicklungen angesehen.

Weiterführende Angaben

Bei etwa 30 % aller LRS-Kinder wird eine verstärkte motorische Unruhe und ein Aufmerksamkeitsmangel (hyperkinetisches Syndrom, HKS bzw. Aufmerksamkeitsmangel-Syndrom, ADS) beobachtet. Umgekehrt wird bei Kindern mit einem hyperkinetischen Syndrom gehäuft eine LRS festgestellt. Zwillingsuntersuchungen sprechen bei einem gleichzeitigen Vorkommen von LRS und HKS für gemeinsame genetische Ursachen sowohl für die Lese-Rechtschreib- als auch für die hyperkinetische Störung.
Störungen des Sozialverhaltens bis hin zu dissozialen Verhaltensweisen (Lügen, Stehlen, aggressives Verhalten) werden bei Jugendlichen und jungen Erwachsenen mit einer LRS mit etwa 25 % angegeben (Esser 1991). Von Weinschenk (1990) wird die Legasthenie als wesentliche Ursache einer kriminellen Entwicklung angesehen. Ob Probleme beim Schriftspracherwerb aber tatsächlich zu Störungen des Sozialverhaltens führen, ist umstritten. Cornwall & Bawden (1992) kamen aufgrund einer Übersicht der relevanten Literatur zu dem Ergebnis, dass dissoziales Verhalten schlechte Schulleistungen – insbesondere bei sprachlichen Anforderungen – zur Folge hat und nicht umgekehrt. Schlechte Leser mit schwacher Intelligenz zeigen im frühen Schulalter gehäuft aggressives Verhalten und Delinquenz in der Pubertät sowie schlechtere Schulleistungen, als vom IQ zu erwarten wären. Hingegen wurde bei schlech-

ten Lesern mit guter Intelligenz, also Kindern mit einer umschriebenen LRS, eine Häufung antisozialen Verhaltens nicht belegt.
Über die Häufigkeit abnormer Ängste und depressiver Verstimmungen (emotionale Störung) liegen kaum zuverlässige Daten vor. Einige Autoren berichteten über verstärkte Ängste und psychosomatische Symptome bei LRS-Kindern im frühen Schulalter (Esser 1991, Gasteiger-Klicpera et al. 2006). Von anderen Autoren wurden im späteren Schulalter ein niedriges Selbstwertgefühl und eine Erhöhung des allgemeinen Angstpegels beschrieben. Eine erhöhte Selbstmordrate wird immer wieder erwähnt, ist aber nicht belegt. Emotionale Auffälligkeiten sind nicht typisch für eine LRS. Ähnliche Entwicklungen in Richtung emotionaler Verunsicherung wie bei LRS-Kindern werden bei Jugendlichen mit allgemeinen Lernstörungen beobachtet.

2.11 Was sind Ursachen für psychische Auffälligkeiten bei LRS-Kindern?

Die psychische Entwicklung von LRS-Kindern wird durch die umschriebene Lernstörung wesentlich beeinflusst, hängt aber, wie dies für alle Kinder gilt, auch noch von zahlreichen anderen Faktoren ab. Nicht nur die Schwere der Lese-Rechtschreib-Störung und das Ausmaß an Misserfolgserlebnissen oder Hänseleien durch andere Schüler bestimmen die Entwicklung von Selbstbewusstsein und sozialer Anpassungsfähigkeit der Kinder. Wenn psychische Auffälligkeiten bei LRS-Kindern auftreten, dann entstehen diese oft unabhängig von der Lernstörung.

Weiterführende Angaben

Psychische Probleme als Folge der Lese-Rechtschreib-Störung

Immer wiederkehrende Misserfolge im Zusammenhang mit der Schule, ein erhöhter Zeitaufwand beim Lernen und ein Mangel an Anerkennung führen zu einer Beeinträchtigung des Selbstwertgefühls. Viele Kinder reagieren darauf mit Ängstlichkeit, Rückzug und depressiven Symptomen oder auch mit Auflehnung, Trotz und aggressivem Verhalten.

Psychische Auffälligkeiten treten auch unabhängig von einer Lese-Rechtschreib-Störung auf

Nicht alle psychischen Probleme von LRS-Kindern sind als Reaktion auf die Lernstörung und Frustrationserlebnisse in der Schule zurückzuführen. Dafür spricht, dass Verhaltensbesonderheiten bei vielen LRS-Kindern bereits im Vorschulalter zu beobachten sind. Auch wäre ein Zuwachs an Verhaltensstörungen während der Schulzeit zu erwarten, wenn diese Reaktionen auf die Schulsituation wären. Dies ist aber nicht der Fall. In einer Längsschnittbeobachtung von Kindern von der 2. bis zur 8. Klasse wurde zwar eine Zunahme von Verhaltensauffälligkeiten und emotionalen Störungen bei Kindern mit schlechten Leistungen im Lesen und Rechtschreiben beobachtet, diese war jedoch nicht ausgeprägter als bei solchen mit guten Leistungen im Deutschunterricht (Klicpera 1993). Dies spricht dafür, dass psychische Störungen bei LRS-Kindern nicht nur Folge der schwierigen Schulsituation sind, sondern zum Teil unabhängig von der Teilleistungsstörung auftreten.

2.12 Wie häufig ist eine LRS?

Bei ca. 4 % aller Kinder ist mit einer LRS zu rechnen. Jungen sind etwa dreimal häufiger als Mädchen betroffen.

Weiterführende Angaben

Es ist schwierig, die Häufigkeit einer LRS exakt anzugeben, da die Grenze zum Normalbereich fließend ist. Je nach den gewählten Kriterien werden diese von mehr oder weniger Kindern erfüllt. Es ist deshalb nicht verwunderlich, dass Untersuchungen zur Häufigkeit der LRS zu unterschiedlichen Ergebnissen kommen und die Angaben zwischen 2 % und 8 % schwanken. In einer Mannheimer Feldstichprobe 8-jähriger Kinder wurde eine Häufigkeit von 6,9 % gefunden, wenn in der Praxis allgemein übliche Kriterien zur Diagnosefindung benutzt wurden. Die Häufigkeit betrug 5,6 %, wenn die Vorgaben der Weltgesundheitsorganisation, und 2,3 %, wenn ein regressionsanalytisches Modell herangezogen wurden. Das regressionsanalytische Modell gilt als besonders aussagefähig, da Intelligenz und Schulalter gemeinsam bei der Diagnosestellung berücksichtigt werden. Eine sehr sorgfältige englische Studie an 1200 Kindern im Alter von 9 bis 10 Jahren ergab eine Häufigkeit von 4% einer umschriebenen LRS und bei weiteren 2% der Kinder wurde eine Kombination von LRS und Rechenstörung beobachtet.

Um in der Praxis ein einheitliches Vorgehen für die Feststellung einer LRS zu gewährleisten, werden in den Legasthenie-Erlassen bzw. den dazu gehörigen Ausführungsbestimmungen der Bundesländer Richtlinien vorgegeben, ab welchem Grad der Schwierigkeiten beim Schriftspracherwerb von einer LRS zu sprechen ist. Damit ist verbindlich, aber regional unterschiedlich geregelt, bei welchen Kindern spezifische schulische Förderungen bzw. Nachteilsausgleichsmaßnahmen gewährt werden.

Eine LRS ist nicht auf das Kindesalter beschränkt, sondern auch noch im Erwachsenenalter von Bedeutung. Nach Haffner und Mitarbeitern (1998) erreichen 4% aller deutschen jungen Erwachsenen nur ein Rechtschreibniveau von Viertklässlern.

Eine LRS kommt in allen bekannten Sprachen vor. Ob sich die Häufigkeit je nach Schriftart unterscheidet, ist nicht bekannt. Durch die Verschiedenheit der Schulsysteme in einzelnen Kulturen sind Ergebnisse von Untersuchungen in unterschiedlichen Ländern kaum miteinander vergleichbar.

Das Verhältnis von Jungen zu Mädchen wird in den meisten Studien mit 3–4:1 angegeben. Shaywitz und Mitarbeiter (1990) konnten jedoch bei einer Auswertung von Ergebnissen von Lese-Rechtschreib-Tests in Schulklassen bei Kindern mit schlechten Ergebnissen kein deutliches Überwiegen des männlichen Geschlechts nachweisen. Sie vermuten, dass ein Überwiegen der Jungen in anderen Untersuchungen dadurch vorgetäuscht wird, dass Schulprobleme bei Jungen stärker als bei Mädchen beachtet werden. Jungen reagieren auf Konflikte eher mit störendem Verhalten und kulturell bedingt wird in Familien dem Schulerfolg bei Jungen eine größere Bedeutung beigemessen, sodass Fachleute häufiger um Unterstützung gebeten werden.

2.13 Ist die LRS eine Störung, Erkrankung oder Behinderung?

Ob umschriebene Schwächen beim Erlernen des Lesens und Schreibens als Störung, Krankheit, Behinderung oder als umschriebener Begabungsmangel zu bezeichnen sind, darüber gehen die Ansichten auseinander. Eigentlich erscheint es nebensächlich, mit welchem Namen ein Problem belegt wird. Im Fall von Schwierigkeiten beim Schriftspracherwerb ist die Frage nach der Bezeichnung allerdings nicht nur von theoretischem Interesse, sondern für die betroffenen Kinder von erheblicher praktischer Bedeutung. Von der Antwort hängt ab, ob und wie Diagnostik und Förderung bzw. Behandlung finanziert werden, denn nach derzeitig geltenden Regelungen sind für die Betreuung von Kindern mit Krankheiten die Krankenkassen, für solche mit Behinderungen Sozialkassen und für die Förderung von Kindern mit unterschiedlichen Begabungen Schulen zuständig.

Weiterführende Angaben

Nach der internationalen Klassifikation psychischer Störungen der Weltgesundheitsorganisation (ICD-10 der WHO) wird die LRS zu den umschriebenen Entwicklungsstörungen gerechnet. Als Ursache wird – wie bei allen Entwicklungsstörungen – eine »Einschränkung oder Verzögerung in der Entwicklung von Funktionen, die eng mit der biologischen Reifung des Zentralnervensystems verknüpft sind«, vermutet.
Behinderung ist ein sozialrechtlicher Begriff, der Personen beschreibt, die ein Anrecht auf eine Eingliederungshilfe haben. Eine Behinderung ergibt sich nicht ohne Weiteres aus der Feststellung einer Lese-Rechtschreib-Störung, sondern liegt nur dann vor, wenn durch die LRS die »Teilhabe am Leben in der Gesellschaft beeinträchtigt ist«.
In der Pädagogik wird die LRS meist nicht als Störung oder Behinderung, sondern als Ausdruck einer schwachen Begabung im schriftsprachlichen Bereich und damit als normale Variante der Fähigkeiten eines Kindes aufgefasst. Es wird davon ausgegangen, dass nicht alle Kinder in jeder Hinsicht die gleichen Voraussetzungen mitbringen, sondern in Abhängigkeit von ihrer Begabung in einzelnen Bereichen über mehr oder weniger deutliche Stärken und Schwächen verfügen. LRS-Kinder hätten ausgeprägte Schwächen in der Schriftsprache bei Stärken

in nichtsprachlichen Bereichen. Eine Suche nach spezifischen Symptomen oder Ursachen wird damit als wenig hilfreich angesehen. Die Kinder bedürften einer guten Pädagogik aber keiner Behandlung. Im Erlass der Kultusministerkonferenz vom 20. April 1978 und auch in vielen neueren Legasthenie-Erlassen der Länder wird deshalb anstelle von Lese-Rechtschreib-Störung von Schülern »mit besonderen Schwierigkeiten beim Erlernen des Lesens und Rechtschreibens« gesprochen.

2.14 Welche rechtlichen/gesetzlichen Regelungen gibt es?

Welche Besonderheiten in der Schule beim Umgang mit einem LRS-Kind zu beachten sind, ist in den meisten Bundesländern durch Legasthenie-Erlasse geregelt. Diese geben vor, welche Voraussetzungen für eine formale Anerkennung einer Legasthenie durch die Schulbehörden erfüllt sein müssen, wer im Schulbereich für die Diagnostik zuständig ist, welche Fördermaßnahmen eingeleitet werden können und ob ein Nachteilsausgleich zu gewähren ist. Die Legasthenie-Erlasse der einzelnen Bundesländer sind im Internet auf der Homepage des Legasthenieverbandes abrufbar (http://www.legasthenie.net).

Für die Gewährung einer Eingliederungshilfe durch die Sozialkassen gelten Bestimmungen des Sozialgesetzbuches. In diesen ist geregelt, wann bei einem LRS-Kind von einer seelischen Behinderung als Vorbedingung für eine Eingliederungshilfe nach § 35 a des Sozialgesetzbuches VIII zu sprechen ist. Des Weiteren ist die Art der Hilfen, die gewährt werden können, festgelegt.

Für eine außerschulische Betreuung von LRS-Kindern gibt es Empfehlungen von Fachverbänden (Stellungnahme der Deutschen Gesellschaft für Kinder- und Jugendpsychiatrie und Psychotherapie zur Betreuung von LRS-Kindern – http://www.dgkjp.de, Leitlinien kinder- und jugendpsychiatrischer Fachverbände zur Diagnostik und Behandlung psychischer Störungen – http://leitlinien.net), die allerdings keinen rechtsverbindlichen Charakter tragen, für viele Entscheidungsträger aber eine wichtige Orientierungshilfe darstellen.

3 Ursachen der Lese-Rechtschreib-Störung

3.1 Was führt zu einer LRS?

Für das Auftreten einer Lese-Rechtschreib-Störung sind in der Regel mehrere Faktoren verantwortlich. Meist besteht bei den Kindern eine erblich bedingte Veranlagung. Zusätzliche ungünstige familiäre oder schulische Bedingungen können wesentlich zum Auftreten einer LRS beitragen. Biologische Risiken für die Hirnentwicklung sind zusätzliche Faktoren, die dazu führen können, dass bei einem Kind mit einer Veranlagung zur LRS diese auch tatsächlich auftritt. Nach heutiger Auffassung bilden genetische Faktoren die Hauptkomponente, psychosozialen Faktoren wird ein moderierender Einfluss zugeschrieben, während hirnorganischen Risiken (u.a. Komplikationen während der Schwangerschaft oder Geburt) nur eine untergeordnete Bedeutung zukommt.

Weiterführende Angaben

Schon wenige Jahre nachdem Kinder mit einer Lese-Rechtschreib-Störung erstmals beschrieben wurden (Ende des 19. Jahrhunderts), fiel eine familiäre Häufung auf. Größere Stammbäume wurden erstmals 1930 von Orten veröffentlicht, die zeigen, dass es Familien gibt, in denen ungewöhnlich viele Mitglieder von einer LRS betroffen sind. Dass in einigen Familien gleich mehrere Personen eine LRS haben, beweist jedoch nicht die Erblichkeit. Eine familiäre Häufung kann auch dadurch zustande kommen, dass Eltern mit eigenen Schwächen beim Lesen und Schreiben ihren Kindern bei den Hausaufgaben weniger helfen können und dadurch auch ihre Kinder beim Erlernen des Lesens und Schreibens zurück bleiben. Durch Zwillingsuntersuchungen konnte aber belegt werden, dass tatsächlich eine biologisch begründete Erblichkeit besteht. Bei eineiigen Zwillingen haben deutlich häufiger beide Zwillinge eine LRS, als dies bei zweieiigen der Fall ist. Da davon ausgegangen werden kann, dass der Grad der Förderung unabhängig davon ist, ob Zwillinge eineiig oder zweieiig sind, ist dieser Unterschied nur durch genetische Einflüsse zu erklären. Nach bisher vorliegenden Ergebnissen wird der erbliche Anteil der Rechtschreib- und Lesefähigkeit auf etwa 50–60% geschätzt. Eine erbliche Komponente wurde dabei nicht nur bei LRS-Kindern, sondern auch für die Lese- und Rechtschreibfähigkeit im Bereich der normalen Variationsbreite gefunden.

Wenn bei einem Elternteil eine Lese-Rechtschreib-Störung besteht, dann ist bei den Kindern das LRS-Risiko um das fünf- bis zehnfache erhöht, das heißt, dass bei etwa 30–40% der Söhne und 15–20% der Töchter mit einer Lese-Rechtschreib-Störung zu rechnen ist. Geschwister von LRS-Kindern sind zu etwa 50–60% betroffen.

Der Frage, wie eine Lese-Rechtschreib-Störung vererbt wird, wurde in großen Familienstudien nachgegangen. Pennington und Mitarbeiter (1991) untersuchten 1700 Personen aus 204 Familien. Dabei zeigte sich, dass in den einzelnen Familien unterschiedliche Erbgänge auftreten. Relativ häufig ist ein autosomaler Erbgang anzutreffen. Dabei hat der erbliche Faktor auf Jungen und Mädchen unterschiedliche Auswirkungen (geschlechtsabhängige Expression). Um bei Mädchen eine Lese-Rechtschreib-Störung hervorzurufen, muss die erbliche Veranlagung deutlich ausgeprägter sein als bei Jungen.

Eine Erblichkeit der LRS kann nach den vorliegenden Erkenntnissen als gesichert gelten. Damit erhebt sich die Frage, welche Gene für die Begabung im Lesen und Schreiben bzw. welche Gen-Veränderungen für eine Lese-Rechtschreib-Störung verantwortlich sind. Zur Klärung dieser Fragen wurden in den letzten Jahren umfangreiche Chromosomenanalysen durchgeführt. Die Ergebnisse deuten darauf hin, dass nicht ein Gen sondern mehrere die erbliche Veranlagung zur LRS bedingen (polygenetische Transmission). Auffälligkeiten wurden auf den Chromosomen 1, 2, 6, 7, 11, 15 und 18 beschrieben. Bisherige molekulargenetische Untersuchungen haben insgesamt jedoch ein uneinheitliches Bild ergeben, sodass diese Befunde als vorläufig anzusehen sind.

Nun ist die Schriftsprache entwicklungsgeschichtlich eine relativ neue Errungenschaft. Aus der Schädelform prähistorischer Funde kann abgeleitet werden, dass der Mensch seit mindestens 100 000 Jahren über die Lautsprache verfügt, während die Schriftsprache erst vor ca. 5 000 bis 6 000 Jahren entstanden ist. Es ist kaum anzunehmen, dass die Fähigkeit zum Lesen und Schreiben in so kurzer Zeit in Chromosomen verankert werden konnte. Ein »Schriftsprach-« bzw. »LRS-Gen« wird somit nicht zu finden sein. Eher ist zu vermuten, dass Grundvoraussetzungen zum Schriftspracherwerb über Gene vermittelt werden, nicht jedoch die Fähigkeit zum Lesen und Schreiben selbst. Erste Befunde deuten darauf hin, das die »phonologische Bewusstheit« als eine wesentliche Voraussetzung zum Schriftspracherwerb an Gene auf dem Chromosom 6 gekoppelt ist und die Fähigkeit zur »phonematischen Codierung«, d.h. zum schnellen Übersetzen einer Lautstruktur in ein Sprechbewegungsmuster, an einige Gene auf dem Chromosom 15.

3.2 Ist eine LRS Folge von Schwächen in psychischen Grundfunktionen?

Lesen und Schreiben sind komplexe Leistungen, die als Summe zahlreicher Einzelschritte aufgefasst werden können. Lesen beginnt mit einer visuellen Analyse, bei der charakteristische optische Merkmale erfasst werden. Die gewonnenen visuellen Informationen werden in einer spezifischen Region der Sehrinde Wörtern, Silben und Buchstaben zugeordnet. In einem nächsten Schritt erfolgt eine Weiterleitung an das Schläfenhirn, in welchem eine Umwandlung in die zum Wort gehörige Lautstruktur vorgenommen wird. Durch einen Vergleich des Wortbildes oder der Lautstruktur mit Gedächtnisinhalten wird die Bedeutung des Wortes bewusst. Beim lauten Lesen wird danach die Lautstruktur in ein Bewegungsmuster übertragen, das an die Sprechorgane übermittelt wird. Im Gegensatz zum Lesen beginnt Schreiben nach Diktat mit einer akustischen anstelle einer visuellen Analyse. Ansonsten laufen sehr ähnliche Informationsverarbeitungsschritte ab.

Elementare auditive, visuelle und motorische Prozesse sind somit neben höheren geistigen Funktionen entscheidend beim Lesen und Schreiben beteiligt. Damit liegt es nahe zu überprüfen, ob eine LRS durch Schwächen in derartigen basalen Informationsverarbeitungsschritten (Low-Level-Funktionen) bedingt ist.

Kinder und Erwachsene mit einer LRS wurden inzwischen auf zahlreiche psychische Teilfunktionsstörungen hin untersucht. Von einzelnen Arbeitsgruppen wurden Teilleistungsschwächen im visuellen, auditiven und motorischen Bereich beschrieben und über Schwächen in der Zeitverarbeitung sowie der Zusammenarbeit zwischen der rechten und lin-

ken Hirnhälfte bzw. zwischen einzelnen Bereichen einer Hirnhälfte berichtet. Die Ergebnisse dieser Studien sind aber widersprüchlich, sodass Schwächen bei elementaren Informationsverarbeitungsschritten bei LRS-Kindern bislang nicht als gesichert angesehen werden können. Obwohl die Befunde zu elementaren Teilleistungsstörungen bei LRS-Kindern wenig abgesichert sind, werden aus Einzelergebnissen weitreichende Behandlungsempfehlungen abgeleitet (u.a. auditives Wahrnehmungs-, Ordnungsschwellen-, Blicksteuerungs-, Lateralitätstraining). Dabei wird übersehen, dass selbst bei einem Nachweis einer basalen auditiven, visuellen oder motorischen Schwäche nicht unbedingt davon ausgegangen werden kann, dass damit die Ursache der Probleme beim Schriftspracherwerb gefunden wurde. Elementare Teilleistungsschwächen und LRS können auch unabhängig voneinander auftreten. Eine Behandlung von basalen Schwächen ist deshalb nicht gleichbedeutend mit einer Behandlung der Ursache der LRS und muss nicht zwangsläufig zu einer Verbesserung von Lese- und Rechtschreibfertigkeiten beitragen.
Im Gegensatz zur Unsicherheit hinsichtlich elementarer Grundstörungen sind Schwächen im Bereich der Sprachverarbeitung durch viele Untersuchungen gut belegt. Schwierigkeiten, Wörter in Silben und Laute zu untergliedern, erwiesen sich für eine LRS als charakteristisch. Auch das schnelle Benennen fällt LRS-Kindern schwer und die Merkfähigkeit für sprachliches Material ist häufig eingeschränkt.

Weiterführende Angaben

Bedeutung visueller Wahrnehmungsschwächen

Von der Vorstellung ausgehend, die Legasthenie sei eine Wortblindheit, wurden Anfang des letzten Jahrhunderts eine visuelle Wahrnehmungs- und Verarbeitungsschwäche als neuropsychologische Basisstörung angenommen. Die Häufigkeit der Verwechslung von b/d, d/p usw. ließ vermuten, dass eine Raumlage-Labilität den Hintergrund einer LRS bildet. Anfangs beschriebene visuelle Wahrnehmungsschwächen ließen sich in späteren, kontrollierten Studien jedoch nicht bestätigen. Wiederholt nachgewiesen wurden visuelle Schwächen nur dann, wenn die Aufgaben darin bestanden, Buchstaben oder buchstabenähnliche Symbole zu erkennen oder wenn sprachliche Strategien zur Aufgabenlösung hilfreich waren. Derartige Schwächen sprechen jedoch weniger für Minderleistungen bei der visuellen Wahrnehmung, sondern eher für Schwächen im Umgang mit sprachlichem Material. In den siebziger Jahren wurde deshalb das Konzept der visuellen Wahrnehmungsschwäche weitgehend fallengelassen. Es erlangte aber in den letzten Jahren unter verändertem Blickwinkel erneut Aktualität. In Hirnregionen, die für eine Verarbeitung visueller Informationen mit geringem Kontrast und der Wahrnehmung von Bewegungen verantwortlich sind, wurden bei Erwachsenen mit einer LRS Veränderungen in der Feinstruktur beschrieben. Mit Hilfe bildgebender Verfahren wurden in diesen Hirnarealen Besonderheiten der Aktivierung während der Verarbeitung spezifischer visueller Reize nachgewiesen. Ob sich diese Befunde allerdings bestätigen lassen und ob sie in ursächlicher Beziehung zur Schriftsprachschwäche stehen, muss abgewartet werden.

Bedeutung sprachlicher Schwächen

Gut begründet ist die Auffassung, dass Schwächen in der Verarbeitung sprachlicher Informationen für LRS-Kinder recht charakteristisch sind. Eine sprachliche Lautverarbeitungs- und Lautunterscheidungsschwäche wurde in zahlreichen Studien nachgewiesen. Die phonologische Bewusstheit (siehe 3.3) wird als Voraussetzung für den alphabetischen Zugang zur Schriftsprache angesehen. Nur wenn ein Kind in der Lage ist, Sprache korrekt in Laute zu untergliedern, gelingt ihm eine richtige Zuordnung zu den entsprechenden Buchstaben. Schwächen in der phonologischen Bewusstheit werden beim Trennen von Wörtern in Silben, dem Zusammensetzen von Lauten zu Wörtern oder dem Erkennen von Reimen deutlich. Das Identifizieren von Reimen stellt besondere Anforderungen an die Fähigkeit zur Lautkategorisierung. Defizite in der phonologischen Bewusstheit sind bei Legasthenikern nicht nur während der Zeit des Schriftspracherwerbs sondern in gleicher Weise im Erwachsenenalter zu beobachten. Auch zur Vorhersage von Lese- und Rechtschreibleistungen im frühen Schulalter hat sich die Untersuchung der phonologischen Bewusstheit als eine der zuverlässigsten Methoden bewährt.

Eine genauere Analyse des Leseprozesses ergab, dass LRS-Kinder spezifische Schwächen bei der Umwandlung einer Lautstruktur in phonetische Merkmale (phonological coding) haben, das heißt, dass es ihnen schwer fällt, Laute schnell in für das Aussprechen erforderliche Charakteristika umzukodieren. Dies wird beim lauten Lesen von Unsinns- bzw. neuen Wörtern und beim schnellen Benennen bekannter Symbole besonders deutlich. Hierin unterscheiden sich LRS-Kinder nicht nur von Gleichaltrigen, sondern auch von jüngeren Kindern gleichen Lesealters. Die Bedeutung der phonologischen Dekodierfähigkeit für Lese-Rechtschreib-Leistungen bleibt bis ins Erwachsenenalter hinein bestehen.

Bedeutung auditiver Wahrnehmungsschwächen

Recht verbreitet ist die Auffassung, dass Schwächen in der Verarbeitung sprachlicher Informationen auf basalere auditive Schwächen zurückzuführen seien. LRS-Kinder hätten bei der Zuordnung von Lauten Probleme, da sie Veränderungen der akustischen Signale hinsichtlich Lautstärke, Frequenz und Zusammensetzung im Frequenzspektrum nicht sicher erfassen könnten. Belegt sind basale auditive Wahrnehmungsschwächen aber nicht. Nur wenige LRS-Kinder haben in Aufgaben zur Tonhöhen-, Lautstärken- oder Tonmusterunterscheidung größere Probleme. Eine auditive Wahrnehmungsschwäche kann demzufolge nicht als genereller Auslöser für eine LRS angesehen werden.

Bedeutung von Linkshändigkeit und Seitigkeitsentwicklung

Die Forschung zur Legasthenie wurde außer durch Untersuchungen zur auditiven und visuellen Wahrnehmung durch Theorien über Störungen der Seitigkeitsentwicklung geprägt. Seit in den zwanziger Jahren Orton (1929) die Vermutung äußerte, dass Linkshändigkeit und andere Varianten der Seitigkeitsentwicklung zur Lese-Rechtschreib-Schwäche führen, ist die Diskussion zu dieser Thematik nicht abgerissen. In zahlreichen Untersuchungen wurden Händigkeit, Beinigkeit, Äugigkeit, Ohrigkeit und gekreuzte Dominanz bei LRS-Kindern und deren Familien untersucht, ohne dass Belege für eine nennenswerte Häufung einer ungewöhnlichen Seitigkeitsentwicklung gefunden wurden. Auch gibt es keine Belege dafür, dass umgeschulte Linkshändigkeit ein Risikofaktor für eine LRS darstellt. Obwohl selbst mit methodisch aufwändigen Untersuchungsanordnungen, wie tachistoskopischen und dichotischen Tests, keine Beweise für eine Störung der Dominanzentwicklung bzw. eine unzureichende Zusammenarbeit der beiden Hirnhälften erbracht wurden, sind Therapieverfahren, die auf diesem theoretischen Ansatz beruhen, weit verbreitet (Rückschulung von Linkshändigkeit, Edu-Kinestetik, Lateraltraining).

Bedeutung von motorischen Schwächen und Augenkoordinationsstörungen

Weitere Schwächen wurden hinsichtlich der motorischen Koordinationsfähigkeit und insbesondere der Augenkoordination beschrieben. So wurde über ein gehäuftes Auftreten einer Winkelfehlsichtigkeit (latentes Schielen) berichtet und in der Konsequenz werden Schieloperationen bzw. Prismenbrillen empfohlen. In kontrollierten Studien konnten aber weder Zusammenhänge zwischen Augenstellung und Leseleistung noch Behandlungserfolge durch Korrekturmaßnahmen bestätigt werden. Des Weiteren werden Störungen der willentlichen Kontrolle der Blicksteuerung als Hintergrund der LRS angesehen. Entsprechende Schwächen seien bei 50–70% der LRS-Kinder zu finden. Geräte und Computerprogramme wurden für die Diagnostik und zum Training der Blickkontrolle entwickelt. Nach einem derartigen Training zeigen die Kinder größere Sicherheit bei der Steuerung von Blickbewegungen beim Verfolgen von Ort zu Ort springender Punkte. Dass dies auch das Erlernen des Lesens und Schreibens verbessert, konnte bislang jedoch nicht nachgewiesen werden.

Schwächen bei der Zeitverarbeitung

Bei LRS-Kindern, aber auch bei Kindern mit einer Sprachentwicklungsstörung und Erwachsenen mit einer Aphasie, werden von einigen Arbeitsgruppen Schwächen in der Zeitverarbeitung als Grundstörung vermutet. Sprache besteht aus einer Aneinanderreihung von Schallereignissen, die sich schnell hinsichtlich Intensität und Frequenz ändern. Ein exaktes Erkennen von Lauten setzt somit eine genaue zeitliche Analyse akustischer Informationen voraus. Es erscheint sehr einleuchtend, dass ein Versagen bei der Auflösung kurz aufeinander folgender akustischer Signale zu Schwierigkeiten bei der Lautanalyse und in der Folge zu Störungen beim Erlernen der Laut- und Schriftsprache führt. Basierend auf diesen Annahmen wurden zahlreiche Trainingsmethoden zur Verbesserung der zeitlichen Unterscheidungsfähigkeit entwickelt. In Deutschland hat ein Training der Ordnungsschwelle, bei dem die Reihenfolge schnell aufeinander folgender Lichtblitze oder Klicks erkannt werden muss, größere Verbreitung gefunden und in Amerika ein Training mit computertechnisch veränderter Sprache (Verlängerung der Übergänge zwischen Konsonant und Vokal). In Untersuchungen anderer Arbeitsgruppen konnte eine Häufung von Zeitverarbeitungsschwächen bei LRS-Kindern jedoch nicht bestätigt werden und auch ein Training der Zeitverarbeitung hatte keine positiven Auswirkungen auf Rechtschreib- bzw. Lesefertigkeiten (Berwanger 2002 und 2006).

Zusammenfassende Bewertung

Nach dem gegenwärtigen Wissensstand ist davon auszugehen, dass Schwierigkeiten beim Erlernen des Lesens und Schreibens auf Besonderheiten bei Informationsverarbeitungsprozessen im Gehirn zurückzuführen sind. Dabei handelt es sich vermutlich nicht um basale Prozesse der auditiven oder visuellen Wahrnehmung bzw. der motorischen Koordination von Sprech- oder Augenbewegungen, sondern um Schwächen komplexerer Funktionen, die in enger Beziehung zu Vorläuferfertigkeiten für den Schriftspracherwerb stehen. Genauere Zusammenhänge sind bislang nicht bekannt. Aus den bisherigen Erkenntnissen lassen sich keine gut begründeten Empfehlungen für Behandlungsverfahren, die nicht direkt am Lesen und Schreiben ansetzen, ableiten.

3.3 Was bedeutet »phonologische Bewusstheit«?

In den letzten Jahren spielt die »phonologische Bewusstheit« in der Diskussion über Hintergründe der LRS und über Möglichkeiten zur Früherkennung und Vorbeugung im Vorschulalter bzw. der Behandlung im Schulalter eine wichtige Rolle. Aus diesem Grund soll dieser Begriff erläutert werden. Es wird darunter die Fähigkeit verstanden, die Aufmerksamkeit bewusst auf die Lautstruktur anstatt auf den Inhalt von Sprache zu richten.

Weiterführende Angaben

Phonologische Informationsverarbeitung

Unter phonologischer Informationsverarbeitung wird die Nutzung von Informationen über die Lautstruktur bei der Verarbeitung gesprochener bzw. geschriebener Sprache verstanden. Phonologische Informationsverarbeitung ist ein Oberbegriff, zu dem u.a. die phonologische Bewusstheit und die phonetische Codierung gehören. In zahlreichen Untersuchungen wurden bei LRS-Kindern Schwächen in der phonologischen Informationsverarbeitung nachgewiesen, sodass anzunehmen ist, dass Schwächen in diesem Bereich für die Entstehung einer LRS von zentraler Bedeutung sind.

Phonologische Bewusstheit

Im Vorschulalter zeigt sich phonologische Bewusstheit insbesondere darin, dass Kinder in der Lage sind, Wörter und Silben aus größeren Spracheinheiten herauszuhören und Reime zu erkennen (Lautkategorisierung). Im Laufe des Erwerbs der Schriftsprache lernen Kinder, kleinste Lauteinheiten (Phoneme) bewusst wahrzunehmen und zu verarbeiten. Sie können einzelne Laute zu einem Wort zusammenziehen, Lautvertauschungen erkennen bzw. selbst produzieren und Wörter und Silben in Laute segmentieren. Die phonologische Bewusstheit gilt als zentrale Fähigkeit zum alphabetischen Zugang und damit zum lautgetreuen Lesen und Schreiben. Die phonologische Bewusstheit im Vorschulalter ermöglicht eine Vorhersage darüber, wie leicht ein Kind im Schulalter die Schriftsprache erwerben wird.

Phonetische Codierung

Phonetische Codierung ist die Umwandlung einer Lautstruktur in phonetische Merkmale, welche die Art der Erzeugung eines Lautes charakterisieren. Drei Kategorien von phonetischen Merkmalen werden unterschieden: Artikulationsstelle (in der deutschen Sprache insgesamt 7; z. B. Lippenlaut,), Artikulationsart (in der deutschen Sprache insgesamt 6; z. B. Reibelaut) und Sonorität (stimmhaft bzw. stimmlos).

4 Feststellung einer Lese-Rechtschreib-Störung

4.1 Wann sollte an eine LRS gedacht werden?

An eine LRS ist nicht nur bei Kindern mit einem spezifischen Versagen im Deutschunterricht zu denken. Schwierigkeiten, schriftlich gestellte Aufgaben zu erfassen (z.B. Textaufgaben in Mathematik) bzw. schriftliche Ausarbeitungen anzufertigen, können zu Schulproblemen in praktisch allen Fächern führen. Somit ist auch bei einem allgemeinen Schulversagen eine LRS in Erwägung zu ziehen und diese als Ursache auszuschließen.

Allerdings fallen nicht selten LRS-Kinder zuerst durch psychische Probleme (Versagensangst, mangelndes Selbstwertgefühl, Traurigkeit), Störungen des Sozialverhaltens (Wutanfälle, Aggressionen) oder psychosomatische Beschwerden (Übelkeit, Bauchschmerzen, Kopfschmerzen an Schultagen) auf, die Folge ständiger Misserfolgserlebnisse in der Schule sein können. Eine LRS muss somit auch bei Kindern, bei denen derartige Beschwerden im Vordergrund stehen, berücksichtigt werden.

Folgende Probleme können somit Hinweise auf eine LRS sein:

- Versagen im Deutschunterricht
- Allgemeine Schulprobleme
- Psychische Auffälligkeiten
- Psychosomatische Beschwerden

4.2 Ab welchem Alter kann eine LRS festgestellt werden?

Da eine LRS in einer Schwäche beim Erlernen des Lesens und des Rechtschreibens besteht, macht sie sich erst mit Schulbeginn bemerkbar und kann damit auch erst im Schulalter festgestellt werden. Bei den meisten LRS-Kindern bestehen die Probleme von Anfang an.

In den ersten beiden Klassen können LRS-Probleme aber auch noch verborgen bleiben. Wenn sich Kinder das Wortbild gut merken können, gelingt es ihnen, Wörter richtig zu lesen und zu schreiben, ohne diese in Buchstaben aufzulösen. Erst wenn ungeübte Diktate geschrieben werden, fallen diese Kinder auf. Gelegentlich wird eine LRS auch erst entdeckt, wenn die Anforderungen steigen und damit die Aufmerksamkeit mehr auf den Inhalt gerichtet werden muss. Da das Schreiben nicht wie bei anderen Kindern weitgehend automatisiert ist, treten, wenn die Zeit für langes Überlegen fehlt, viele Rechtschreibfehler auf.
Andererseits liegt bei Schwierigkeiten beim Lesen- und Schreibenlernen in der ersten Klasse nicht immer eine LRS vor. Der Schriftspracherwerb verläuft bei Kindern sehr unterschiedlich und Probleme in der ersten Klasse kommen auch bei so genannten »Spätstartern« vor, die den Rückstand später schnell aufholen. Die Feststellung einer LRS ist somit zu Beginn der Schulzeit mit Unsicherheiten verbunden. Eine ausreichend zuverlässige Diagnose kann aber spätestens ab Mitte der zweiten Klasse gestellt werden.
Im Vorschulalter ist eine Lese-Rechtschreib-Störung naturgemäß noch nicht festzustellen. Es lassen sich jedoch Kinder, bei denen im Schulalter mit großer Wahrscheinlichkeit Schwierigkeiten beim Erlernen des Lesens und Schreibens auftreten werden, erkennen. Risikofaktoren sind Sprachentwicklungsstörungen (Schwierigkeiten bei der Produktion und dem Verstehen von Grammatik, geringer Wortschatz), Schwächen in der phonologischen Bewusstheit (feststellbar an Schwierigkeiten beim Erkennen von Reimen oder Sprachrhythmen u.a.), der Benennungsgeschwindigkeit bzw. -genauigkeit (feststellbar durch schnelles Benennen von Farben oder Dingen), im sprachlichen Kurzzeitgedächtnis (Merkfähigkeit für Wörter und Zahlen) und in spezifischen visuellen Aufgaben (Vergleich von buchstabenähnlichen Zeichen bzw. Wortbildern). Auch wenn bei Eltern oder Geschwistern eine LRS bekannt ist, ist dieses als Risikofaktor anzusehen. Erste Erfahrungen sprechen dafür, dass sich mit dem Bielefelder Screening (BISC) der Grad eines LRS-Risikos genauer erfassen lässt.
Aber: Nicht jedes LRS-gefährdete Vorschulkind entwickelt im Schulalter tatsächlich eine Lese-Rechtschreib-Störung!

4.3 Sind Schwierigkeiten im Fach Deutsch immer Folge einer LRS?

Eine Lese-Rechtschreib-Störung ist nur eine von vielen möglichen Ursachen für Schwierigkeiten beim Erwerb der Schriftsprache. Bevor mit einer spezifischen Legasthenie-Therapie begonnen wird, müssen deshalb zuerst andere Ursachen für die Schulprobleme ausgeschlossen werden.

Wenn Probleme beim Erlernen des Lesens und Rechtschreibens auftreten, ist insbesondere an folgende Möglichkeiten zu denken:

- Allgemeine Lernschwäche
- Konzentrationsstörung
- Unzureichender Unterricht
- Ungenügende Förderung durch das Elternhaus
- Konflikte (sodass sich das Kind nicht ausreichend auf das Lernen konzentrieren kann)
  - innerhalb der Schule (z. B. mit Mitschülern oder Lehrern)
  - familiäre Konflikte
- Störungen des Sozialverhaltens mit unzureichender Lernmotivation
- Sehstörungen
- Hörstörungen
- Mit einer verminderten Belastbarkeit einhergehende chronische Erkrankungen
- Spezifische neurologische oder psychiatrische Erkrankungen

4.4 An wen können sich Eltern wenden?

Wenn Schulprobleme auftreten, sind in der Regel Lehrer die ersten Ansprechpartner für Eltern. Diese werden zur genaueren Abklärung eine Vorstellung beim Schulpsychologen empfehlen. Schulpsychologen führen erste Untersuchungen durch und beraten Eltern und Lehrer hinsichtlich des weiteren Vorgehens. Eltern können sich aber auch primär an Erziehungsberatungsstellen oder, wenn mit den Schulschwierigkeiten psychische Probleme verbunden sind, an Fachärzte für Kinder- und Jugendpsychiatrie und -psychotherapie wenden.

4.5 Wer führt die erforderlichen Untersuchungen durch?

Untersuchungen, ob eine Lese-Rechtschreib-Störung vorliegt, werden von Fachärzten für Kinder- und Jugendpsychiatrie sowie einzelnen Erziehungsberatungsstellen und Psychologen durchgeführt. Wenn es um die Kostenübernahme einer LRS-Förderung geht, dann sollten sich Eltern, bevor sie ihr Kind zur Diagnostik anmelden, beim Jugendamt erkundigen, von wem Gutachten anerkannt werden. Nicht jede Stellungnahme von Experten wird von den Jugendämtern als Grundlage für die Entscheidung akzeptiert.

Die Zuständigkeit für die Feststellung einer Lese-Rechtschreib-Störung zur Gewährung eines Nachteilausgleichs in der Schule ist in den Legasthenie-Erlassen der einzelnen Bundesländer geregelt. Diese können auf der Homepage des Legasthenie-Verbandes abgerufen werden (www.legasthenie.net). Nach den Vorschriften in Bayern zum Beispiel entscheiden Schulpsychologen unter Heranziehung kinderpsychiatrischer und/oder anderer Stellungnahmen darüber, ob ein Nachteilausgleich gewährt wird. In Mecklenburg-Vorpommern sind Legasthenie-Lehrer (Sonderpädagogen mit einer LRS-Zusatzausbildung nach einem festgelegten Weiterbildungsprogramm) für Diagnostik und spezifische Förderung verantwortlich.

Weiterführende ärztliche Untersuchungen sollten immer dann veranlasst werden, wenn Hinweise auf Sehstörungen (Augenarzt), Hörstörungen (HNO-Arzt) oder psychische Auffälligkeiten – Schulangst, körperliche Beschwerden im Zusammenhang mit schulischen Anforderungen, Nervosität, Konzentrationsstörung, Verhaltensstörungen – (Kinder- und Jugendpsychiater) bestehen.

4.6 Welche Untersuchungen sind zum Nachweis einer LRS erforderlich?

Eine Lese-Rechtschreib-Störung ist charakterisiert durch ein Versagen beim Erlernen des Lesens und/oder der Rechtschreibung bei deutlich besseren allgemeinen geistigen Fähigkeiten. Das Versagen ist nicht durch körperliche oder psychische Störungen bzw. eine unzureichende Beschulung bzw. Förderung zu erklären.

Somit sind zur Feststellung einer LRS *drei Bereiche unbedingt abzuklären:*

1. **Nachweis von erheblichen Schwächen beim Lesen und Rechtschreiben:**
   In der Schule gehört das Kind beim Lesen und Diktatschreiben zu den Schlechtesten der Klasse.
   Mit normierten Rechtschreib- und/oder Lesetests (s. Abb. 2) werden die im Vergleich zur Klassennorm mangelhaften Fähigkeiten beim Rechtschreiben bzw. Lesen belegt.
2. **Nachweis besserer sonstiger geistiger Fähigkeiten:**
   Hierzu ist die Durchführung eines Intelligenztests erforderlich.
3. **Ausschluss von sonstigen Ursachen des Versagens im Deutschunterricht:**
   Auszuschließen sind ein unzureichender Unterricht (z. B. durch häufiges Fehlen wegen Krankheit), Seh- bzw. Hörstörungen, Erkrankungen des Nervensystems sowie schwerwiegende psychische Belastungen (schwere familiäre Konflikte, Schulangst u. ä.), die das Versagen im Deutschunterricht ausreichend erklären.

Abb. 2: Auszug aus dem Westermann Rechtschreibtest – WRT 6+ ▶ (aus Rathenow u. a. 1980; Abdruck mit freundlicher Genehmigung des Hogrefe Verlags; der Text in den Aufgaben 04 bis 20 musste aus lizenzrechtlichen Gründen durch Linien ersetzt werden).

Testbogen eines 13-jährigen Mädchens, das die 6. Klasse des Gymnasiums besucht. Im Intelligenztest erreichte sie gute durchschnittliche Werte (Gesamt-IQ: 112, sprachfreier IQ: 110). Zwischenzeitlich zeigte sie ein ausgeprägtes Vermeidungsverhalten gegenüber allem Schriftsprachlichen. Sie ging ungern in die Schule, weigerte sich, die Hausaufgaben zu erledigen und neigte zu trotzig-eigenwilligen Reaktionen. Äußerungen wie »Mich mag ja keiner«, »Dann laufe ich weg«, »Warum lebe ich überhaupt« zeigten, wie stark sie durch die Situation belastet war. Seit einer Umschulung in eine Spezialklasse für Kinder mit Lese-Rechtschreib-Problemen vor einem Jahr ist sie wieder ein fröhliches und leistungsbereites Mädchen.

WRT 6+

01	Reife Stachelberren schmecken am besten.	0
02	Kaufe ein, bevor. du kommst.	1
03	Die Apfelsine ist heute besonders süß.	1
04		0
05		0
06		0
07		1
08		0
09		0
10		0
11		0
12		0
13		0
14		0
15		0
16		0
17		0
18		1
19		0
20		1

5 ← **Rohwert 1. Hälfte**

Ergänzende Untersuchungen

Oft sind bei Kindern mit einer Lese-Rechtschreib-Störung noch andere Probleme (Sprachstörungen, Wortschatzmängel, auditive, visuelle oder motorische Teilleistungsschwächen, Aufmerksamkeitsstörungen, Verhaltensbesonderheiten) zu beobachten. Bei Hinweisen auf derartige Auffälligkeiten sind weitergehende Untersuchungen erforderlich.

Weiterführende Angaben zu einzelnen Bereichen

Nachweis von Schwächen beim Lesen und Rechtschreiben mit standardisierten Tests

Für die Beurteilung der Rechtschreib- und Lesefähigkeit steht eine Vielzahl von Testverfahren zur Verfügung. Die meisten Tests sind für die Grundschule gedacht. Ab der fünften Klasse ist die Auswahl deutlich geringer. Die Tests unterscheiden sich zum Teil hinsichtlich Grundkonzeption und Normierung, sodass deren Ergebnisse nicht immer übereinstimmen.

Rechtschreibtests

Rechtschreibtests sind in der Regel als Lückentexte aufgebaut. Die Kinder haben einzelne Wörter zu ergänzen. Zahl und zum Teil auch Art der Fehler werden ausgewertet. Die Tests können einzeln oder in Gruppen durchgeführt werden.

Folgende Rechtschreibtests seien genannt:

- Diagnostischer Rechtschreibtest (DRT 1–5) für die 1.–5. Klasse
- Weingartener Grundwortschatz Rechtschreib-Testreihe (WRT 1+ – 4+) für die 1.–5. Klasse
- Westermann Rechtschreibtest (WRT 4/5, 6+) für die 4.–7. Klasse
- Hamburger Schreib-Probe (HSP 1+, 2, 3, 4/5, 5–9) für die 1.–7. und 9. Klasse
- Rechtschreibtest des Salzburger Lese- und Rechtschreibtests (SLRT) für die 1.–4. Klasse

Lesetests

Lesetests sind als Einzeltest durchzuführen. Wörter oder Texte sind laut vorzulesen. Bewertet werden die Zahl der Fehler und die benötigte Zeit. Da bei sinnvollen Texten z.T. Wörter erraten oder aus dem Zusammenhang erschlossen werden können, ergeben sich bei einigen Kindern im Test bessere Leseleistungen, als tatsächlich vorhanden sind. Deshalb eignen sich sinnlose Wörter und Texte für die Bestimmung der Lesefähigkeit besser als sinnhafte.

Folgende Lesetests seien genannt:

- Lesetest des Salzburger Lese- und Rechtschreibtests (SLRT) für die 1.–4. Klasse (der Test enthält außer richtigen Wörtern auch Pseudowörter)
- Zürcher Lesetest (ZLT) für die 2.–6. Klasse
- Pseudotext – Lesetest (PLT), Normen nur für die 3. Klasse vorliegend

Leseverständnistests

Leseverständnistests sind als Einzel- bzw. als Gruppentest durchführbar. Es sind schriftlich gestellte Fragen oder Aufforderungen zu beantworten bzw. die Wortbedeutung gelesener Wörter auf einer Auswahl von Bildern anzugeben.

Folgende Leseverständnistests seien genannt:

- Würzburger Leise Leseprobe (WLLP) für die 1.–4. Klasse
- Knuspels Leseaufgaben (KNUSPEL-L) für die 1.–4. Klasse
- Zürcher Lese-Verständnistest für die 4.–6. Klasse

Probleme bei der Anwendung standardisierter Testverfahren

Normwerte für LRS-Tests wurden bei Kindern, die einen üblichen Unterricht erhalten und deren Schullaufbahn dem Durchschnitt entspricht, erarbeitet. Wenn ein Kind jedoch eine oder mehrere Klassen wiederholt hat, so hat es viel länger als seine Klassenkameraden Lesen und Schreiben geübt und erreicht möglicherweise im LRS-Test im Vergleich zur

Klassennorm noch akzeptable Werte. Auch wenn eine LRS vorliegt, wird diese dann im Test nicht erfasst und das Kind erhält keine adäquate Unterstützung, wenn alleine die Klassennormen bei der Bewertung herangezogen werden. Andere Schwierigkeiten treten auf, wenn der Schulunterricht nicht den üblichen Schulstoff beinhaltet oder wenn ein Kind mehrsprachig aufwächst und von seinen Eltern keine ausreichende Unterstützung beim Lesen und Schreiben in der deutschen Sprache erhalten kann. Unsicherheiten bei der Beurteilung von Testergebnissen ergeben sich auch zu bestimmten Zeiten im Schuljahr, da viele Tests nur für das Ende bzw. den Anfang des Schuljahres normiert sind.
In solchen Fällen sind bei der Bewertung von Testergebnissen die individuellen Gegebenheiten des jeweiligen Kindes zu berücksichtigen und nicht nur die sonst üblichen Bewertungen anhand von Normwerttabellen vorzunehmen.

Feststellung der allgemeinen geistigen Fähigkeiten mit Intelligenztests

Intelligenztests bestehen in der Regel aus mehreren Untertests, die zum Teil sprachliches Können beurteilen. Da viele LRS-Kinder bei sprachlichen Anforderungen spezifische Schwächen aufweisen, erreichen sie in solchen Untertests schlechtere Ergebnisse. Sie werden dann hinsichtlich ihrer Intelligenz schlechter eingestuft als es ihrer tatsächlichen Begabung entspricht. Zur Beurteilung der intellektuellen Fähigkeit von LRS-Kindern geben deshalb sprachfreie Skalen von Intelligenztests bzw. spezifische nichtverbale Tests zuverlässigere Ergebnisse als komplex strukturierte Testverfahren.

Diskrepanzkriterium

Nicht bei jedem Kind mit Problemen im Deutschunterricht liegt eine umschriebene Lese-Rechtschreib-Störung vor. Von einer spezifischen Lese-Rechtschreib-Störung ist nur dann auszugehen, wenn ein Kind im Vergleich zu den Klassenkameraden deutlich schlechtere Leistungen im Lesen und Rechtschreiben erreicht (Diskrepanz zur Klassennorm) und gleichzeitig die Lese- und Rechtschreibleistungen erheblich unterhalb der Leistungen liegen, die nach den allgemeinen geistigen Fähigkeiten des Kindes zu erwarten wären (Diskrepanz zur Intelligenz). Zum Nachweis dieser Unterschiede werden in der Regel statistische Kenngrößen aus den Testergebnissen herangezogen (T-Wertdifferenz u.ä.). Es können auch beide Diskrepanzkriterien in einem Wert zusammengefasst werden (kritische Prozentrangwerte für die Klassenstufe in Abhängigkeit von der Intelligenz, abgeleitet aus Regressionsanalysen; genauere Angaben bei Schulte-Körne G. und Mitarbeiter 2001). Damit eine LRS anerkannt wird und das Kind einen Nachteilsausgleich in der Schule erhält, sind nach den Vorschriften einiger Legasthenie-Erlasse die konkreten Werte in den Gutachten anzugeben.

4.7 Kann durch eine Untersuchung des Gehirns eine LRS erkannt werden?

Durch neurophysiologische Methoden (Elektroenzephalogramm – EEG, ereigniskorrelierte Potenziale – ERP) bzw. Untersuchungen des Gehirns mittels bildgebender Verfahren (Computertomographie, Magnet-Resonanztomographie, Positronen-Emissionstomographie u.a.) ist eine LRS nicht zu erkennen. Mit solchen Untersuchungen der Struktur bzw. der Funktion des Gehirns lassen sich bei LRS-Kindern zwar einzelne Besonderheiten nachweisen, jedoch sind diese nicht spezifisch genug und nicht bei jedem LRS-Kind zu beobachten. Nach solchen Befunden ist es deshalb nicht möglich, eine zuverlässige Diagnose zu stellen. Zur Feststellung einer LRS ist der Einsatz psychologischer Testverfahren unerlässlich.

Weiterführende Angaben

In zahlreichen Untersuchungen wurden bei Kindern und Erwachsenen mit einer Lese-Rechtschreib-Störung eine Vielzahl von Auffälligkeiten hinsichtlich Aufbau und Funktion des Gehirns beobachtet. Diese betreffen insbesondere Hirnregionen, die für die akustische und sprachliche Analyse verantwortlich sind (Bereiche des Schläfenlappens der linken Hirnhälfte) und Hirnstrukturen, die eine schnelle Analyse von Informationen ermöglichen (magnozelluläres System). Insgesamt sind diese Befunde aber noch widersprüchlich und lassen sich nicht in ein ausreichend schlüssiges Gesamtkonzept integrieren. Nicht alle beschriebenen Auffälligkeiten des Gehirns sind für eine Lese-Rechtschreib-Störung spezifisch, sondern in ähnlicher Weise bei Kindern mit anderen Störungen nachweisbar. Auch ist bei zahlreichen Normabweichungen nicht eindeutig geklärt, ob es sich um Ursache oder Folge der Lese-Rechtschreib-Schwierigkeiten handelt. Als ausreichend gesichert kann bislang nur angesehen werden, dass die Lese-Rechtschreib-Störung ein neurobiologisches Korrelat hat. Mit einer Verbesserung der Möglichkeiten zur Untersuchung der Funktion des Gehirns ist aber in den nächsten Jahren mit eindeutigeren Ergebnissen zu rechnen.

5 Förderung bzw. Behandlung von LRS-Kindern

5.1 Was soll mit einer LRS-Behandlung erreicht werden?

Die Zielstellung der Behandlung von Kindern mit einer Lese-Recht-schreib-Störung besteht nicht nur darin, Lese- und Rechtschreibfähigkeiten zu verbessern, sondern auch darin, eine stabile psychische Entwicklung zu erreichen und die Anforderungen durch Elternhaus und Schule den Leistungsmöglichkeiten des Kindes anzupassen.

Verbesserung der Lese- und Rechtschreibleistung

Zur Verbesserung der Lese- und Rechtschreibleistung gibt es eine Vielzahl von Trainingsprogrammen. Diese setzen entweder direkt am Lese- und Rechtschreibprozess an oder haben zum Ziel, basale Funktionen zu trainieren, die als Hintergrund der Schwierigkeiten beim Erwerb der Schriftsprache angenommen werden (auditives oder visuelles Wahrnehmungstraining, Lateralitätstraining usw.).

Psychische Stabilisierung des Kindes

Viele Kinder sind durch chronische Misserfolgserlebnisse verunsichert und haben eine extreme Abneigung gegen Lesen und Schreiben entwickelt. Im Rahmen der Behandlung muss es deshalb auch darum gehen, Lernblockaden zu überwinden, Leistungsängste abzubauen und die Lernmotivation zu verbessern. Die Kinder sollen in die Lage versetzt werden, auf Fehler beim Lesen und Schreiben adäquat zu reagieren und schlechtere Leistungen im Deutschunterricht ohne Beeinträchtigung des Selbstwertgefühls zu verarbeiten. Haben sich spezifische psychische oder körperliche Symptome entwickelt (Schulangst, vermindertes Selbstbewusstsein, Bauchschmerzen oder Übelkeit in schulischen Anforderungssituationen), dann können psychotherapeutische Maßnahmen (Entspannungsübungen, Selbstsicherheitstraining, Spieltherapie) notwendig sein.

Optimierung des sozialen Umfelds

Da LRS-Kinder im Deutschunterricht im Vergleich zu ihren sonstigen Leistungen wesentlich schlechtere Ergebnisse erzielen, wird dies leicht auf unzureichendes Üben, Faulheit oder auf eine zu geringe Anstrengungsbereitschaft zurückgeführt. Eltern und Lehrer müssen deshalb über die Hintergründe der spezifischen Schwächen des Kindes informiert werden. Die Eltern sind hinsichtlich des Umgangs mit dem Kind und insbesondere der Gestaltung der Hausaufgabensituation zu beraten. In Bezug auf die Schule ist darauf Einfluss zu nehmen, dass ein Nachteilsausgleich entsprechend den Richtlinien des Legasthenie-Erlasses des jeweiligen Bundeslandes erfolgt und die Kinder nicht aufgrund unzureichender Leistungen im Lesen und Rechtschreiben von weiterführenden Schulen ausgeschlossen werden.

5.2 Durch wen erfolgt eine Förderung bzw. Behandlung?

Eine Förderung von Kindern mit einer LRS erfolgt als schulische Förderung oder als spezifische außerschulische Behandlung.

Schulische Förderung

Die Regelungen für eine Unterstützung von LRS-Kindern innerhalb der Schule sind länderspezifisch. Sie reichen vom Förderunterricht über spezielle Kurse bis zu LRS-Klassen. Diese Förderung erfolgt durch die Lehrkräfte der Klasse bzw. der Schule oder durch spezifisch weitergebildete Legasthenie-Lehrer, die ggf. für mehrere Schulen verantwortlich sind. Genaue Informationen über die Regelungen in den einzelnen Bundesländern können den Legasthenie-Erlassen der Länder entnommen werden.

Spezifische außerschulische Betreuung

Bei Kindern mit einer ausgeprägten LRS sind die Fördermaßnahmen im Rahmen der Schule durch eine außerschulische LRS-Therapie zu ergänzen. Diese wird von spezifisch qualifizierten (Sonder-)Pädagogen, Logopäden, Psychologen bzw. Ergotherapeuten in Erziehungsberatungsstellen, freien Praxen (u.a. kinder- und jugendpsychiatrische Praxen) und privaten Lerninstituten angeboten. Wohnortnahe Adressen sind beim Schulpsychologen oder in Erziehungsberatungsstellen bzw. bei den Landesverbänden des Legasthenieverbandes (www.legasthenie.net) zu erfahren.

Weiterführende Angaben

Ein erhebliches Problem bei der schulischen und außerschulischen Betreuung von Kindern mit einer Lese-Rechtschreib-Störung besteht darin, dass es außer in Mecklenburg-Vorpommern keine verbindlichen Richtlinien dafür gibt, welche Anforderungen an eine LRS-Förderung und an die Qualifikation von LRS-Therapeuten zu stellen sind. Die Art der angebotenen Fördermaßnahmen sowie die Qualifikation von Legasthenie-Therapeuten sind demzufolge sehr unterschiedlich. Die Schwerpunkte mancher Therapeuten liegen im Bereich heilpädagogisch orientierter Fördermaßnahmen, anderer auf psychotherapeutischem Gebiet und wieder andere verfügen über umschriebene Kompetenzen im Training von Basisfunktionen. Da die Ausbildung zum Legasthenie-Therapeuten uneinheitlich und in den meisten Bundesländern gar nicht geregelt ist, besitzen nicht alle Therapeuten die Grundkenntnisse, die für eine wirksame Behandlung erforderlich sind. Es reicht nicht aus, dass ein LRS-Therapeut spezielle Fähigkeiten hinsichtlich der Anwendung einer bestimmten Methode erworben hat. Er sollte außerdem über ausreichende Kenntnisse im Bereich des Erst-Lese- und Rechtschreibunterrichts, heilpädagogischer Methoden und verhaltenstherapeutischer Techniken verfügen. Fertigkeiten in der Elternanleitung und -beratung und Kenntnisse über psychische Auffälligkeiten bei Kindern mit Teilleistungsstörungen sind weitere Voraussetzungen für eine sinnvolle Betreuung von LRS-Kindern.

5.3 Wie kann man LRS-Kinder spezifisch fördern?

Für die Förderung von LRS-Kindern stehen zahlreiche Trainingsprogramme zur Verfügung. Diese haben zum Ziel, durch spezifische Lernhilfen und häufiges Wiederholen Lese- und Rechtschreibstrategien und -routinen einzuschleifen und zu festigen.
Die Programme gehen in der Regel von Grundprinzipien der Heilpädagogik aus, das heißt, dass die Förderung individuell an den Leistungsstand des Kindes und dessen Leistungsfähigkeit angepasst wird, einzeln oder in Kleinstgruppen erfolgt, Überforderung vermieden wird und den Kindern durch das Setzen realistischer Ziele Erfolgserlebnisse vermittelt werden. Die Übungen sind in kleine Schritte unterteilt und möglichst vielseitig gestaltet. In vielen Programmen werden mehrere Sinnesmodalitäten (visuelle Symbole oder Handzeichen in Verbindung mit Buchstaben) einbezogen. Eine Förderung sollte so früh wie möglich einsetzen und langfristig angelegt sein. Häufiges Üben in kleinen Einheiten hat sich als wirksamer erwiesen als seltenes Üben in längeren Abschnitten. Bei den meisten Programmen nehmen Sprech- und Hörübungen breiten Raum ein. Dabei lernen die Kinder in einem ersten Schritt, Gehörtes in Worte, Silben und Laute zu untergliedern und Laute den Buchstaben zuzuordnen (Phonem-Graphem-Zuordnung). Im nächsten Schritt wird das Lesen und Schreiben lautgetreuer Wörter geübt. Gelingt den Kindern lautgetreues Lesen und Schreiben, so werden Rechtschreibregeln und schließlich deren Ausnahmen eingeführt. Für die meisten Programme wurden ausführliche Übungsmaterialien erarbeitet. Seit einigen Jahren stehen auch effektive Computerprogramme zur Verfügung.

Weiterführende Angaben

Rostocker Lese-Rechtschreib-Training von Kossow

Das Rostocker Lese-Rechtschreib-Training ist eines der ersten, theoretisch gut begründeten LRS-Förderprogramme im deutschsprachigen Raum. Wesentliche Bausteine dieses Trainings wurden in andere Programme übernommen. Als Hintergrund einer Lese-Rechtschreib-Störung werden Schwächen bei der Lautwahrnehmung angenommen.

Lautierungsübungen mit einer Sprech- und Hörschulung stehen am Anfang des Trainings. Das Übungsbuch enthält zahlreiche, detailliert ausgearbeitete Übungen zur Unterscheidung klangähnlicher Laute. Das Kind soll lernen, verschiedene Klangnuancen (z.B. kurz/lang) exakt herauszuhören. Das Trainingsprogramm enthält zudem genaue Handlungsvorschriften (Algorithmen), die von den Kindern auswendig gelernt und bei der Entscheidung, welche Schreibweise zutrifft, bewusst eingesetzt werden sollen. Nicht ein mechanisches Einüben, sondern ein Durchdenken der zugrunde liegenden Rechtschreibregeln wird vermittelt.

Lautgetreue Rechtschreibförderung nach Reuter-Liehr

Am Beginn des Trainings üben die Kinder im Rahmen des Elementartrainings nach Buschmann eine Unterteilung von Sätzen in Wörter und von Wörtern und Silben. Die Kinder sprechen innerlich rhythmisch-melodisch die Silben mit und schreiben gleichzeitig die derart unterteilten Wörter. Hierauf baut die lautgetreue Rechtschreibförderung von Reuter-Liehr auf. Es werden nur lautgetreue Wörter geübt, d.h. nur Wörter, die genau so geschrieben werden, wie sie auch ausgesprochen werden. Die Förderung ist in sechs Schwierigkeitsstufen untergliedert, wobei das Prinzip «vom Leichten zum Schweren« und »vom Häufigen zum Seltenen« berücksichtigt wird. Die Wirksamkeit des Trainings wurde in mehreren Studien nachgewiesen.

Kieler Lese- und Rechtschreibaufbau von Dummer-Smoch & Hackethal

Das Programm geht davon aus, dass Rechtschreibschwierigkeiten in der 2. und 3. Klasse Folge von Problemen beim Leselernprozess in der 1. und 2. Klasse sind. Deshalb wird mit einem Lesetraining begonnen. Der Kieler Leseaufbau wurde für Grundschüler als 7-wöchiger Intensivkurs mit 60 Stunden entwickelt. Zum Erlernen der Laut-Buchstaben-Zuordnung werden Lautgebärden als Hilfen eingesetzt. Während der Phase des Lesetrainings werden keine Rechtschreibregeln bearbeitet. Der Kieler Rechtschreibaufbau folgt nach Abschluss des Lesekurses. In Stufen werden Rechtschreibprobleme angegangen. Wie bei Reuter-Liehr werden beim Schreiben ein Silbengliedern und ein überdeutlich artikuliertes Mitsprechen eingeübt.

Marburger Rechtschreibtraining von Schulte-Körne & Mathwig

Das Marburger Rechtschreibtraining ist nicht nur für Pädagogen und Therapeuten geeignet, sondern richtet sich auch an Eltern. Diese sollen zu systematischen Übungen mit ihren Kindern befähigt werden. Im Training werden orthographisches Regelwissen und Lösungsstrategien vermittelt. Im Gegensatz zu den voran genannten Programmen werden die ersten Schritte des Schriftspracherwerbs nicht geübt, sodass das Marburger Training nur für Kinder geeignet ist, denen lautgetreues Schreiben bereits gelingt. Das Übungsprogramm ist in zwölf Abschnitte untergliedert, in denen Rechtschreibprobleme bearbeitet werden, die für LRS-Kinder der 2.–4. Grundschulklasse typisch sind. Die Kinder werden in Anlehnung an das Programm von Kossow über Rechtschreib-Algorithmen zu richtigen Lösungen geführt, indem sie anhand graphisch sehr ansprechend gestalteter Entscheidungsbäume Ja/Nein-Entscheidungen treffen. Mehrere Studien belegen die Wirksamkeit des Trainings.

5.4 Werden LRS-Kinder in der Schule besonders gefördert?

Ob und in welcher Weise in der Schule eine besondere Förderung von Kindern mit einer Lese-Rechtschreib-Störung erfolgt, hängt von den Regelungen im Legasthenie-Erlass des jeweiligen Bundeslandes ab. Die Bestimmungen der einzelnen Länder sind auf der Homepage des Legasthenie-Verbandes unter www.legasthenie.net zu finden.

Folgende schulische Fördermaßnahmen kommen in Frage:

- Innere Differenzierung im Unterricht: Durch Übungs- und Lernmaterialien, die auf die individuellen Fähigkeiten und Schwächen der einzelnen Schüler abgestimmt sind, geht die Lehrkraft im Rahmen des regulären Unterrichts auf Probleme beim Erwerb des Lesens und Rechtschreibens ein.

- Förderstunden in Deutsch durch eine Lehrkraft der Schule: Kinder mit Schwächen im Deutschunterricht erhalten während des regulären Unterrichts oder zusätzlich in Kleingruppen eine dem Lehrplan entsprechende Förderung im Fach Deutsch.
- Spezifischer Förderunterricht für LRS-Kinder einzeln oder in kleinen Gruppen (z. B. klassenübergreifende Stütz- und Förderkurse): Eine Förderung erfolgt mit didaktischen Methoden, die spezifisch auf LRS-Kinder zugeschnitten sind.
- Spezielle Legastheniker-Klassen
- Beratung der Eltern hinsichtlich von Fördermöglichkeiten zu Hause, spezieller Lehr- und Übungsmittel und außerschulischer Förder- bzw. Therapiemöglichkeiten.

5.5 Wie können Eltern einen geeigneten Therapeuten finden?

Förder- und Behandlungsangebote sind vielfältig und unübersichtlich und die Qualität eines Therapieangebots ist schwer zu beurteilen. Legasthenie-Therapeut, Lern- oder Kommunikationsberater sind keine geschützten Berufsbezeichnungen mit festgeschriebener Ausbildung. Jeder, der sich berufen fühlt, kann sich so nennen. Anders als bei der Angabe »Diplom-Psychologe« oder »Diplom-Pädagoge« ist die Qualifikation völlig offen.

Gerade auf den ersten Blick besonders attraktiv erscheinende Angebote, die mit einfachen Erklärungen aufwarten und schnelle sowie umfassende Hilfe versprechen, sind genauer zu hinterfragen. Wenn dramatische Erfolge in kurzer Zeit geschildert werden, ein Überspringen von Lese- bzw. Rechtschreibstufen als nicht ungewöhnlich angegeben und ein Versagen der Therapie als absolute Ausnahme beschrieben wird, dann entspricht dies nicht der allgemeinen Erfahrung. Eine LRS ist nur mühsam zu bessern und Wunder sind von keiner Behandlung zu erwarten. Zurückhaltend sollte man auch reagieren, wenn gesagt wird, dass Erfolge ohne große Anstrengung zu erreichen seien und die Methode nicht nur zur Behandlung der LRS empfehlenswert ist, sondern auch für viele andere Probleme, wie Rechenschwäche, Konzentrationsstörung, Verhaltensauffälligkeiten oder allgemeine Lernstörungen.

Manche Therapeuten schildern ihr Vorgehen mit großem Enthusiasmus und geradezu ansteckender Begeisterung. Sie sprechen von sensationellen Entdeckungen und revolutionären Erneuerungen des Lernvorgangs. Im Gegensatz zur sonst üblichen Oberflächentherapie werde die Ursache der LRS behandelt. »Ganzheitlich« und »Auflösen von Lernblockaden« sind beliebte Formulierungen, die aber wenig über das tatsächliche Vorgehen aussagen. Je ungewöhnlicher eine Methode, um so häufiger finden sich in Prospekten und auf Homepages begeisterte Schilderungen von Therapeuten und Betroffenen, die über frappierende Verbesserungen von Lernfähigkeit, Schulleistungen und allgemeiner Lebensbewältigung durch nur wenige Behandlungsstunden berichten.
Aus den Angaben der Therapeuten selbst ist somit kaum ein verlässliches Bild über die Nützlichkeit eines Behandlungsangebots zu entnehmen. Manche Methode ist für Außenstehende auch kaum zu verstehen, da die Grundgedanken und Wirkmechanismen mit Wortneuschöpfungen wie »Orientierungspunkt«, »Auslösewörter«, »Kalibrierung« u.ä. beschrieben werden. Eltern und Betroffene sollten deshalb, bevor sie sich auf eine zeitaufwändige und oft teure Behandlung einlassen, genaue Erkundigungen über die Qualität und Seriosität des jeweiligen Angebots einholen. Auskünfte sind bei Schulpsychologen, in Erziehungsberatungsstellen oder auch beim Kinderpsychiater zu erhalten. Aufschlussreich ist auch, ob eine Behandlung vom Jugendamt anerkannt ist oder nicht.

5.6 Werden die Eltern in eine LRS-Förderung einbezogen?

Für eine wirksame LRS-Behandlung ist die Mitarbeit der Eltern unbedingt erforderlich. Sie sollten deshalb ausführlich beraten sowie in Planung und Durchführung von Behandlungsmaßnahmen einbezogen werden. Eine Elternberatung hat dabei das Ziel, genauer über das Störungsbild zu informieren und anhand der Stärken und Schwächen des Kindes realistische Erwartungen über den erreichbaren Erfolg einer Förderung zu vermitteln. Die Hausaufgabensituation gestaltet sich in Familien mit LRS-Kindern häufig konfliktreich, sodass Hinweise zur Gestaltung der Erledigung der Hausaufgaben erforderlich sind. Des Weiteren sind die Fähigkeiten der Eltern, mit Leistungsängsten und Verhaltensbesonderheiten des Kindes umzugehen, zu stärken. In den Beratungspro-

zess sind Informationen über schulische und sozialrechtliche Unterstützungsangebote einzubeziehen.
Ob Eltern in den Förderprozess unmittelbar integriert werden sollten, wird widersprüchlich diskutiert. Enthält das Lesen und Schreiben mit den Eltern viel Konfliktpotential, so sollte die Förderung vorwiegend außerhalb der Familie stattfinden. In anderen Fällen kann es günstiger sein, Eltern in den Förderprozess einzubeziehen. Häufiges Üben in kleinen Einheiten hat sich als besonders wirksam erwiesen und ist nur im häuslichen Rahmen realisierbar. Wenn Eltern täglich in adäquater Weise mit ihrem Kind kurze Abschnitte lesen, so stellen sich deutliche Lerneffekte ein, die auch anhaltend sind.

5.7 Wie wirksam ist eine LRS-Behandlung?

Das Angebot an Therapieverfahren ist fast unüberschaubar, doch ist über die Wirksamkeit der einzelnen Methoden relativ wenig bekannt. Wie sich gezeigt hat, ist nahezu mit jeder Therapiemethode ein kurzzeitiger Effekt zu erzielen. Dauerhafte Verbesserungen der Lese- bzw. Rechtschreibleistungen konnten jedoch nur bei den Verfahren nachgewiesen werden, die direkt am Lese- und Rechtschreiblernprozess ansetzen und die langfristig angelegt sind. Behandlungen von Basisstörungen führen nicht zu anhaltenden Erfolgen. Vertreter alternativer Verfahren verteidigen ihre jeweilige Methode zwar mit Nachdruck, können aber nicht auf aussagefähige Wirksamkeitsstudien verweisen. Auch ein allgemeines Konzentrationstraining und ein Üben von Handlungsstrategien scheint unwirksam zu sein, solange das Kind nicht über entsprechende Orthographiekenntnisse verfügt. Nur wenn ein Kind das entsprechende Regelwissen erworben hat, dieses aber wegen falscher Strategien nicht einsetzen kann, sind rechtschreibbezogene Übungen von Kontrollhandlungen sinnvoll.
Lese- und rechtschreibzentrierte Fördermaßnahmen sind allerdings nur dann wirksam, wenn sie auf den Leistungsstand des Kindes abgestimmt sind. Ist ein Kind noch nicht in der Lage, Laute entsprechenden Buchstaben zuzuordnen (Phonem-Graphem-Zuordnung), dann sind Lautierungsübungen hilfreich und führen zu einer Verbesserung der Lese- und Rechtschreibfähigkeiten. Das Training von Rechtschreibregeln ist in diesem Stadium wenig Erfolg versprechend. Erst wenn Kinder gelernt

haben, lautgetreu zu schreiben, sollten Übungen von Rechtschreibregeln eingeführt werden. Jede einzelne Regel muss dabei neu erarbeitet und gefestigt werden, da kein automatischer Generalisierungseffekt von einer orthographischen Gesetzmäßigkeit auf eine andere erfolgt.
Durch eine langfristig angelegte Förderung ist eine deutliche Verbesserung der Lese- und Rechtschreibleistungen zu erreichen. Bei einer ausgeprägten LRS kann jedoch keine völlige Normalisierung erwartet werden. Schwächen bleiben, insbesondere bei der Rechtschreibung, bis ins Erwachsenenalter hinein bestehen und müssen durch entsprechende Strategien (z. B. Einsatz von Rechtschreibhilfen am Computer) ausgeglichen werden.

5.8 Wie lange dauert eine LRS-Behandlung?

Eine LRS-Behandlung sollte grundsätzlich langfristig angelegt sein. Therapieverfahren, die eine Beseitigung aller Schwierigkeiten in kurzer Zeit versprechen, sollte man sehr misstrauisch gegenüber stehen. Bei ein oder zwei Behandlungsstunden pro Woche ist ein Behandlungszeitraum von mindestens ein bis zwei Jahren vorzusehen.
Intensivkurse, die oft mit einer Internatsunterbringung verbunden sind, dauern in der Regel einige Wochen bis Monate. Nach Abschluss dieser Kurse ist zur Festigung der Effekte eine weitere Förderung über einen längeren Zeitraum unbedingt erforderlich.

5.9 Ist die Benutzung von Computer und Rechtschreibhilfe sinnvoll?

Ob es sinnvoll ist, einem LRS-Kind die Möglichkeit zu geben, schriftliche Aufgaben am Computer zu erledigen, darüber gehen die Auffassungen auseinander. Einerseits wird befürchtet, dass Kinder, wird ihnen die Benutzung eines Computers erlaubt, völlig auf diesen ausweichen und sie es nicht lernen, ausreichend sicher mit der Hand zu schreiben. Auch würden sie sich um eine exakte Schreibweise nicht mehr bemühen, da der Computer ihnen diese Anstrengung abnehme. Andererseits werden die Vorteile eines Computereinsatzes gesehen. Ein Computer ist für viele Kinder attraktiv und mit seiner Hilfe wird es leichter, sie zu einer

Auseinandersetzung mit dem Lesen und Schreiben zu bewegen. Endlich gelingt es auch dem LRS-Kind, bei schriftlichen Anforderungen ein perfektes Ergebnis abzuliefern. Einem Computerausdruck ist nicht mehr anzusehen, wie unvollkommen und mit Fehlern behaftet die erste Fassung war und wie viele Korrekturen erfolgten, bis schließlich ein annehmbares Ergebnis zustande kam.

Das Schreiben am Computer ist somit für LRS-Kinder mit Vor- und Nachteilen behaftet und die Antwort, ob ihnen die Benutzung eines Computers erlaubt werden sollte, kann nur lauten, dass der Computer das Schreiben mit der Hand nicht ersetzen, aber durchaus sinnvoll ergänzen kann. Auch das Schreiben auf einem Computer erfordert ein leidlich exaktes Vorgehen, denn die beste Rechtschreibhilfe greift nicht bei sinnentstellenden Vorlagen. Die Kinder müssen sich also auch am Computer um eine möglichst korrekte Schreibweise bemühen. Die unmittelbare Rückmeldung über die Richtigkeit der Schreibweise führt bei häufiger Wiederholung auch bei LRS-Kindern zu deutlichen Lerneffekten. Der Einsatz eines Computers zur Erledigung schriftlicher Aufgaben, entspricht außerdem der späteren Lebensrealität der Kinder. Insbesondere in den höheren Klassen sollten LRS-Kinder deshalb dazu angeregt werden, schriftliche Arbeiten außer mit der Hand auch auf einem Computer anzufertigen. Die Abneigung gegen jegliches Schreiben kann so abgebaut und die Freude am Lernen wiedergewonnen werden.

5.10 Sind Computer-Trainingsprogramme zu empfehlen?

Es sind eine Vielzahl von Lernprogrammen auf dem Markt, die den Erwerb des Lesens und des Schreibens unterstützen sollen. Manches Programm hat sich durchaus bewährt und kann auch bei erheblichen Problemen beim Schriftspracherwerb in sinnvoller Weise in die Förderung einbezogen werden. Aber nicht jedes Programm hält, was es verspricht. Gute Programme faszinieren Kinder und motivieren sie, schriftsprachliche Probleme zu lösen. Die Ablehnung gegenüber jeglichem Lesen und Schreiben kann so überwunden werden. Computerprogramme bieten in der Regel ganz spezifische Lernschritte an. Sie müssen also sorgfältig ausgewählt und an den Leistungsstand des Kindes angepasst werden. Bevor Eltern für ihr Kind ein Computerprogramm zur Unterstützung

des Lesens und Schreibens erwerben, sollten sie sich mit seinem Deutschlehrer bzw. LRS-Therapeuten beraten.
An gute Lernprogramme sind hohe Anforderungen zu stellen. Die Lernziele sollten in kleine Teilschritte untergliedert sein, damit Lernerfolge in überschaubarer Zeit erreichbar sind. Die grafische Oberfläche muss übersichtlich gestaltet und die Bedienbarkeit durch eine Begrenzung auf wenige Funktionsknöpfe mit den immer gleichen Aufgaben komfortabel sein. Durch eine didaktisch gute Aufarbeitung und den Einsatz sinnvoller Animationseffekte führt ein gutes Programm zu hoher Arbeitsintensität und anhaltender Aufmerksamkeit. Mehrere Schwierigkeitsstufen sollten einstellbar und die Eingabe sowie Speicherung von eigenen Wörtern und Texten möglich sein. Einzelne Übungseinheiten dürfen nicht länger als zehn Minuten dauern, sodass nicht zu hohe Anforderungen an Geduld und Ausdauer bis zum Erreichen eines Teilziels gestellt werden.
Für Eltern ist es nicht leicht herauszufinden, ob ein Programm zu fordernden Qualitätsansprüchen genügt und welches Programm speziell für ihr Kind geeignet ist. Wichtige Hilfen für die Auswahl sind im Internet verfügbar. So veröffentlicht z. B. das Staatsinstitut für Schulpädagogik und Bildungsforschung in München in regelmäßigen Abständen Bewertungen neuerer Computerlernprogramme für den Bildungsbereich (www.isb.bayern.de). Weitere nützliche Informationen sind auf den Internetseiten www.sodis.de und www.lernsoftware.de abrufbar.
Computerprogramme können also durchaus eine wertvolle Ergänzung im Rahmen der Förderung von LRS-Kindern sein. Dies gilt sowohl für die Einbeziehung in Therapiestunden, wofür sich insbesondere gut strukturierte Programme eignen, als auch für ein selbstständiges Üben zu Hause, für das spielerisch gestaltete Programme empfehlenswerter sind. Computerprogramme können aber einen Therapeuten nicht ersetzen, sondern lediglich ein Förderangebot sinnvoll ergänzen.

5.11 Helfen Medikamente?

Sowohl mit schulmedizinischen als auch mit homöopathischen Medikamenten wurden vielfache Versuche unternommen, die Lernfähigkeit von Kindern mit einer LRS zu verbessern. Insgesamt waren die Ergebnisse enttäuschend, sodass davon auszugehen ist, dass Medikamente zur Behandlung einer Lese-Rechtschreib-Schwäche ungeeignet sind.

Weiterführende Angaben

In größeren Studien wurde die Wirksamkeit von Medikamenten, die positive Wirkungen auf den Hirnstoffwechsel entfalten (Nootropika), überprüft. Es wurden geringe Verbesserungen der Leseflüssigkeit und des Leseverständnisses beobachtet. Auch bei Medikamenten, welche die Aufmerksamkeit erhöhen (Psychostimulanzien, z. B. Ritalin), wurde über eine Verbesserung der Lese-Rechtschreib-Leistungen berichtet. Für eine unmittelbare Behandlung der LRS sind Psychostimulanzien aber nicht geeignet. Sie sind nur in Erwägung zu ziehen, wenn bei den Kindern gleichzeitig ein hyperkinetisches Syndrom besteht.
Die Anwendung von homöopathischen Präparaten, Bachblütenextrakten u. ä. wird damit begründet, dass sie den Schlaf fördern, Ängstlichkeit abbauen und depressive Verstimmungen mildern würden. Dies führe zu dramatischen Verbesserungen der Lernfähigkeit der Kinder. Eine Überprüfung dieser Effekte mit aussagefähigen Methoden erfolgte bislang nicht.

5.12 Ist eine Psychotherapie zur LRS-Behandlung geeignet?

Psychotherapeutische Maßnahmen werden aus zwei unterschiedlichen Gründen eingesetzt. Zum einen gilt eine Psychotherapie als erforderlich, wenn bei einem LRS-Kind psychische oder psychosomatische Begleitstörungen beobachtet werden. Dies können Ängste, depressive Verstimmungen, Leistungsverweigerung, aggressives Verhalten oder auch Einnässen, Kopfschmerzen, Schlafstörungen, Übelkeit und Appetitlosigkeit im Zusammenhang mit schulischen Belastungssituationen sein.
Zum anderen werden Selbstinstruktionstechniken (Neurolinguistisches Programmieren), Verhaltenstherapien und psychoanalytisch orientierte Verfahren (Transaktionsanalyse u. a.) mit der Zielstellung eingesetzt, die Lese-Rechtschreib-Leistungen zu verbessern. Ein derartiges Vorgehen beruht auf der Annahme, dass die Lese-Rechtschreib-Störung Folge einer neurotischen Lernhemmung bzw. verdrängter Konflikte ist. Therapiestudien haben ergeben, dass psychotherapeutische Interventionen psychische und psychosomatische Begleitstörungen beseitigen und positive Auswirkungen auf die Persönlichkeitsentwicklung haben. Hingegen

konnte eine Wirksamkeit hinsichtlich der Lese- und Rechtschreibleistungen nicht gefunden werden.

5.13 Welche alternativen Behandlungsverfahren gibt es?

Wie bei vielen anderen Beeinträchtigungen bzw. chronischen Erkrankungen gibt es auch für die LRS eine Vielzahl alternativer Therapieangebote. Einige von ihnen beruhen auf der Annahme, dass basale Grundstörungen den eigentlichen Hintergrund einer LRS bilden (z. B. Training auditiver oder visueller Funktionen, Automatisierungstraining, Training der Zeitverarbeitung). Andere gehen von alternativen Methoden in der Medizin aus und übertragen diese auf die LRS (z. B. Kinesiologie, Homöopathie). Eine weitere Gruppe alternativer Verfahren vermittelt neuartige Lernstrategien, die zum Teil esoterische Grundhaltungen widerspiegeln. Hier kann nur eine Übersicht in Stichpunkten gegeben werden. Dabei werden komplexe Gedankengebäude stark vereinfacht dargestellt und nur Grundprinzipien des Behandlungsansatzes genannt. Eine ausführliche Darstellung der zugrunde liegenden Konzepte, der Vorgehensweise und der Wirksamkeit einer Vielzahl etablierter und alternativer Behandlungsangebote ist bei Suchodoletz (2006) zu finden.

Verschiedene Formen eines Hörtrainings

Training der auditiven Wahrnehmung
Vermutete Ursache der LRS: auditive Wahrnehmungsstörung
Behandlungsmethode: Hörübungen in Form spielerisch gestalteter Aufgaben oder Training der Tonunterscheidungsfähigkeit (z. B. Tonhöhen- oder Lautstärkenunterscheidung) mit Gameboy ähnlichen Geräten oder Computerprogrammen (u. a. Brain-Fit home, Audio-Trainer, Audilex, FonoTrain)

Hochtontraining
Vermutete Ursache der LRS: Schwäche bei der Unterscheidung hoher Frequenzen und dadurch bedingte Probleme beim Erkennen bestimmter Laute wie s, sch, b, d, t, k

Behandlungsmethode: Hören von Musik oder Sprache, in der hohe Frequenzen mittels »Hochtontrainer« verstärkt sind (u.a. HörWahrnehmungsTrainer HWT, Sprachwahrnehmungstrainer SWT, AUDIVA-Training)

Training des Richtungshörens
Vermutete Ursache der LRS: Schwächen bei der Lokalisation von Geräuschen und dadurch bedingte Probleme beim Spracherkennen in einer Umgebung mit Nebengeräuschen
Behandlungsmethode: Hörübungen in Form spielerisch gestalteter Aufgaben zur Ortung von Geräuschen oder Training des Richtungshörens mit Gameboy ähnlichen Geräten (u.a. RaumWahrnehmungsTrainer RWT, Brain-Boy Universal)

Tomatis-Therapie
Vermutete Ursache der LRS: Störung der Ohrfunktion im auditiven Bereich, der Gleichgewichtsregulation und als »Energiespender«
Behandlungsmethode: »Tomatis-Horchtraining«: Hören technisch veränderter Musik mit dem »Elektronischen Ohr« (u.a. Verstärkung hoher Frequenzen, Rücknahme der Lautstärke links, zeitweise Übertragung mit Knochenleitung)

Klangtherapie
Vermutete Ursache der LRS: Störung der Ohrfunktion im auditiven Bereich
Behandlungsmethode: Ähnlich der Tomatis-Therapie: Hören technisch veränderter Musik (u.a. frequenzspezifische Veränderungen mit schnellem Wechsel, Hochtonverstärkung)

Schalltherapie
Vermutete Ursache der LRS: Dysbalance im Hormonhaushalt und dadurch bedingt Schwächen bei der Integration akustischer und visueller Informationen
Behandlungsmethode: Hören von »Volf-Tönen« (zwei überlagerte Sinustöne) und Musik großer Lautstärke (Resonatorsitzungen)

Verschiedene Formen eines Sehtrainings

Training des beidäugigen Sehens
Vermutete Ursache der LRS: Latentes Schielen (Winkelfehlsichtigkeit)
Behandlungsmethode: Tragen von Prismenbrillen, Abdecken eines Auges (Okklusionstherapie), Schieloperationen, Konvergenzübungen

Training der Blicksteuerung
Vermutete Ursache der LRS: Fehlerhafte Steuerung der Augen beim Lesen bzw. Schreiben
Behandlungsmethode: Training der Blicksteuerung mit Gameboy ähnlichen Geräten oder am Computer (u.a. FixTrain, Blicksteuerungstrainer, Leselernmethode Celeco)

Training des dynamischen Sehens
Vermutete Ursache der LRS: Unzureichende Löschung von Seheindrücken zwischen zwei Fixationszeitpunkten
Behandlungsmethode: Ähnlich dem Training der Blicksteuerung mit Gameboy ähnlichen Geräten oder am Computer

Rasterbrille
Vermutete Ursache der LRS: Fehlerhafte Blicksprünge
Behandlungsmethode: Tragen einer Brille, deren Gläser mit im Abstand von 3 mm durchlöcherter schwarzer Folie abgedeckt sind

Farbfolien (Irlen-Therapie)
Vermutete Ursache der LRS: Überempfindlichkeit des Auges für bestimmte Farben
Behandlungsmethode: Beim Lesen Benutzen von Farbfolien oder Tragen farbiger Brillen bzw. Haftschalen

Verschiedene Formen eines Lateralitätstrainings

Training der Händigkeit
Vermutete Ursache der LRS: Unzureichende oder extrem stark ausgeprägte Händigkeit, umgeschulte Linkshändigkeit
Behandlungsmethode: Geschicklichkeitsübungen mit der »richtigen« Hand

Training der Ohrdominanz
Vermutete Ursache der LRS: Unzureichende Bevorzugung des rechten Ohres beim Hören
Behandlungsmethode: Schulung des rechten Ohres beim Hören von Musik oder Sprache

Hemisphärenspezifisches Training
Vermutete Ursache der LRS: Rechte und linke Hirnhälfte sind für Lesen und Schreiben unzureichend spezialisiert
Behandlungsmethode: Training der Zusammenführung von Informationen aus dem rechten und linken Gesichtsfeld (Visuelle Halbfeldstimulation) bzw. dem rechten und linken Ohr (u.a. DichoTrainer)

Edu-Kinestetik (Brain-Gym, Dennison-Lateralitäts-Bahnung)
Vermutete Ursache der LRS: Unzureichende Zusammenarbeit der rechten und linken Gehirnhälfte
Behandlungsmethode: Bewegungsübungen mit Überschreiten der Mittellinie (»Liegende 8«)

Lateraltraining (auditives Hemisphären-Koordinations-Training)
Vermutete Ursache der LRS: Unzureichende Ausbildung von Verbindungsfasern zwischen rechter und linker Hirnhälfte für die akustische Informationsweiterleitung
Behandlungsmethode: Hören von zwischen rechts und links hin und her wandernder Musik oder Sprache (u.a. Audio-Video-Trainer AVT, Raumwahrnehmungstrainer RWT)

Verschiedene Formen eines Trainings der Zeitverarbeitung

Ordnungsschwellentraining
Vermutete Ursache der LRS: Schwächen bei der zeitlichen Auflösung von Informationen
Behandlungsmethode: Training des Erkennens der Reihenfolge schnell hintereinander auftretender akustischer oder visueller Reize mit Gameboy ähnlichen Geräten oder am Computer (u.a. Brain-Boy)

Hirnaerobic (FastForWord)
Vermutete Ursache der LRS: Schwächen bei der zeitlichen Auflösung von kurzen Spracheinheiten
Behandlungsmethode: Training des Verstehens von computertechnisch veränderter Sprache (u. a. zeitliche Dehnung der Konsonant-Vokal-Übergänge)

Verschiedene Formen eines Bewegungstrainings

Psychomotorisches Training
Vermutete Ursache der LRS: Schwächen in der Steuerung und Wahrnehmung der Körpermotorik
Behandlungsmethode: Bewegungsübungen zur Körperkoordination und Bewegungswahrnehmung

HANDLE-Therapie
Vermutete Ursache der LRS: Reifungsverzögerung motorischer und Wahrnehmungsbahnen im Zentralnervensystem
Behandlungsmethode: Bewegungsübungen und Training der Bewegungswahrnehmung kombiniert mit gesunder Ernährung und Umweltgestaltung

Kybernetische Methode KYM
Vermutete Ursache der LRS: Schwächen in der Steuerung und Wahrnehmung der Sprech- und Fingermotorik
Behandlungsmethode: Übungen zum »mundgesteuerten« Schreiben

Rechtshirnorientiertes Lernen
Vermutete Ursache der LRS: Schwächen in der Steuerung und Wahrnehmung der Sprechmotorik
Behandlungsmethode: Übungen zur Koordination und Wahrnehmung von Sprechbewegungen

Neurofunktionelle Reorganisation nach Padovan
Vermutete Ursache der LRS: Fehlerhafte motorische Entwicklung während des ersten Lebensjahres
Behandlungsmethode: Übungen frühkindlicher Bewegungsmuster (u. a. Robben, Krabbeln) in der natürlichen Reihenfolge

Körperorientierte Methoden

Taktil-Kinästhetische Methode
Vermutete Ursache der LRS: Schwächen bei der Wahrnehmung von Bewegungen und Berührungen
Behandlungsmethode: Übungen zur Wahrnehmung von Sprechbewegungen, Betasten und Formen von Buchstaben, Begleiten des Lautierens mit Gesten

Cranio-Sacral-Therapie (Osteopathie, Cranio-Sacral-Balancing)
Vermutete Ursache der LRS: Lernblockaden
Behandlungsmethode: Normalisierung von Pulsationen des Nervenwasserdrucks durch eine massageähnliche Behandlung

Sensorische Integrationstherapie
Vermutete Ursache der LRS: Schwächen der Körperwahrnehmung (Berührungs-, Bewegungswahrnehmung, Gleichgewicht)
Behandlungsmethode: Übungen zur Wahrnehmung von Bewegung, Körperhaltung und Berührung

Polarity-Lernförderung
Vermutete Ursache der LRS: Störungen des »Energieflusses«
Behandlungsmethode: Gezielte Berührungen zum Lösen blockierter Energien, Yoga-Übungen, Entschlackung durch Diäten

Spiraldynamik
Vermutete Ursache der LRS: Lernblockaden
Behandlungsmethode: Auflösen der Lernblockaden durch spiralförmige gymnastische Übungen

Weitere Behandlungsmethoden

Automatisierungstraining
Vermutete Ursache der LRS: Unzureichende Automatisierung basaler Funktionen (Low-Level-Funktionen)
Behandlungsmethode: Training mehrerer einfacher auditiver, visueller und motorischer Funktionen (u.a. Tonhöhenunterscheidungs-, Ord-

nungsschwellentraining) mit Gameboy ähnlichen Geräten (Brain-Boy Universal)

Neuro-Feedback (EEG-Biofeedback)
Vermutete Ursache der LRS: Falscher Erregungszustand des Gehirns beim Lesen und Schreiben
Behandlungsmethode: EEG-Rückmeldung über den Erregungszustand des Gehirns und willentliche Beeinflussung des Hirnaktivitätsniveaus

Neurolinguistisches Programmieren (NLP)
Vermutete Ursache der LRS: Unzureichende Anwendung visueller Strategien beim Lesen und Schreiben
Behandlungsmethode: Training des Aufrufens von Wortbildern vor dem inneren Auge und Auflösen psychischer Blockaden

Davis-Therapie
Vermutete Ursache der LRS: Vorherrschen bildhaften Denkens mit Desorientierung bei nicht-räumlichen Informationen (z. B. Schrift)
Behandlungsmethode: Überwindung der Desorientierung durch räumliche Darstellung von »Auslösewörtern« (u. a. mit Knetmasse)

Weiterführende Angaben zu besonders verbreiteten Methoden

Edu-Kinestetik

In der Kinesiologie wird von der Annahme ausgegangen, dass Körper, Geist und Seele von Energiebahnen durchdrungen seien (Meridiane). Blockierungen dieser Energiebahnen behinderten die Gehirn-Körper-Kommunikation. Mit Hilfe sogenannter Muskeltests werden Verspannungen und Energiestauungen (Blockierungen) festgestellt. Diese seien u. a. Ursache für Lese-Rechtschreib-Störungen, Konzentrationsmangel und sonstige Lernstörungen. Durch gezielte Übungen sollen die Blockaden aufgelöst und damit bessere Leistungen möglich werden. Bei der LRS werden insbesondere Schwächen der Kommunikation zwischen beiden Hirnhälften vermutet, die durch Überkreuzbewegungen beseitigt werden sollen.
Das edu-kinestetische Übungsprogramm nach Dennison sieht Überkreuzbewegungen der Arme über die Körpermitte bei gleichzeitiger Be-

wegung der Beine vor. Die Übungen sind jeweils 15–20 Mal durchzuführen bei Blickrichtung nach links oben, nach rechts unten, nach rechts oben und Summen einer Melodie und beim Verfolgen eines bewegten Objekts mit den Augen.

Davis-Therapie

Das vom Legastheniker Ron Davis entwickelte Konzept fasst die LRS als eine Art »Stärke« auf. Ein Legastheniker verfüge hinsichtlich des bildhaft-räumlichen Denkens oder des raschen Erkennens von Situationen über besondere Fähigkeiten. Da er geschriebene Wörter plastisch und dreidimensional sehe, werde er verwirrt, was Schwierigkeiten beim Lesen und Rechtschreiben zur Folge habe. Ziel der Therapie ist es, die Wahrnehmungsverwirrung durch intensive Beratung und Orientierungshilfen aufzulösen. Durch eine räumliche Darstellung von Wörtern soll gelernt werden, das Auge zu kontrollieren, wodurch Buchstaben und Wörter an ihrem Platz bleiben und Lesen damit gelingt.

Tomatis-Therapie

Diese in den fünfziger Jahren von dem HNO-Arzt Alfred Tomatis entwickelte Therapie beruht auf der Vorstellung, dass dem Ohr bzw. dem Horchen eine zentrale Bedeutung für die menschliche Existenz und deren Einbindung in den Kosmos zukommt. Die Therapie erfolgt mit dem »elektronischen Ohr«, über das technisch veränderte Musik bzw. Sprache angeboten wird. Dadurch soll das Horchvermögen angeregt und verbessert werden, was das allgemeine Befinden sowie die Sprach- und Lernfähigkeit positiv beeinflusse.

5.14 Hat eine LRS-Behandlung auch »Nebenwirkungen«?

Nach Nebenwirkungen im Zusammenhang mit Fördermaßnahmen und funktionellen Behandlungsverfahren zu fragen, ist eher ungewohnt, doch ist auch bei ihrer Anwendung an negative Begleiterscheinungen zu denken. So ist z. B. der Zeitverbrauch, der mit jeder zusätzlichen Förderung bzw. Behandlung verbunden ist, als nicht zu vernachlässigende »Nebenwirkung« anzusehen. Die Zeit, die ein Kind in einer Therapie verbringt, steht ihm für andere Aktivitäten nicht mehr zur Verfügung. Diese Beeinträchtigung der Spiel- und Freizeitmöglichkeiten des Kindes sollte bei einer Therapieempfehlung immer mitbedacht werden. Außerdem gehen manche Behandlungsangebote auch für die Eltern mit erheblichen zeitlichen und finanziellen Belastungen einher. Nutzen und Aufwand sind deshalb vor Beginn einer jeden Förderung bzw. Behandlung sorgfältig gegeneinander abzuwägen.

Der Einsatz von Behandlungsmethoden, deren Wirksamkeit bislang nicht belegt ist, wird oft damit begründet, dass eine solche Behandlung dem Kind auf keinen Fall schade, aber möglicherweise schnell und umfassend helfe. Eine solche Argumentation ist nicht überzeugend. Als »Schaden« ist nicht nur der zeitliche Aufwand anzusehen. Die Anwendung einer Behandlung geht in der Regel mit einem Verzicht auf andere Maßnahmen einher und führt dazu, dass das Kind eine evtl. wirksamere Therapie bzw. Förderung nicht erhält. Eine außerschulische Betreuung kann auch dazu führen, dass die LRS-Behandlung vom eigentlichen Schriftspracherwerb abgekoppelt wird, die Motivation zur Teilnahme an schriftsprachbezogenen Fördermaßnahmen abnimmt und die Lehrer das Unterlassen eigener Anstrengungen mit einer solchen außerschulischen Betreuung begründen. Die Auswahl einer Behandlungsmethode sollte deshalb immer gut überlegt sein und eine enge Kooperation mit der Schule ist unerlässliche Voraussetzung für einen nachhaltigen Erfolg. Auch wenn das Konzept, auf dem ein Behandlungsverfahren beruht, eine einfache und auf den ersten Blick überzeugende Erklärung dafür anbietet, wie eine LRS entsteht und wie diese schnell und zuverlässig beseitigt werden kann, so ist stets kritisch nach dem Beleg für die Richtigkeit der zugrunde liegenden Theorie und dem tatsächlich nachgewiesenen Nutzen für das Kind zu fragen.

5.15 Gibt es Möglichkeiten zur Vorbeugung einer LRS?

Für Vorschulkinder wurden in den letzten Jahren Trainingsprogramme zur Vorbeugung von Schwierigkeiten beim Erwerb des Lesens und Rechtschreibens erarbeitet. Wie Verlaufsstudien ergeben haben, erreichen trainierte Kinder im Grundschulalter in Deutsch deutlich bessere Ergebnisse. Die Wirksamkeit dieses vorschulischen Trainings kann damit als bewiesen angesehen werden.

Weiterführende Angaben

Zur Früherkennung von Kindern, deren LRS-Risiko erhöht ist, wurde das Bielefelder Screening (BISC) entwickelt, das die sprachlichen Fähigkeiten von Vorschulkindern auf der Ebene von Silben und Lauten überprüft. Zur Erfassung der phonologischen Bewusstheit (Fähigkeit zum Erkennen der Lautstruktur von Wörtern) werden Aufgaben zur Silbensegmentierung (z. B. »Te- le- fon«), zum Reimerkennen (Reimen sich »Kind« und »Stuhl«?), zur Lautanalyse (Hörst du ein »i« in »Igel«?) und zur Lautsynthese (z. B. Was bedeutet »f«- »isch«?) gestellt. Zusätzlich werden die Sprechgenauigkeit und die Fähigkeit zum schnellen Benennen bekannter Gegenstände oder Zahlen (phonematische Kodierung) erfasst sowie die visuelle Unterscheidungsfähigkeit für Wortbilder überprüft. Die Bielefelder Längsschnittstudie ergab, dass Kinder, die im Vorschulalter im Screening unterdurchschnittliche Ergebnisse erzielten, in der Schule Schwierigkeiten beim Erlernen des Lesens und Rechtschreibens hatten. Andere Arbeitsgruppen konnten diese Ergebnisse allerdings nur eingeschränkt bestätigen (Marx & Weber 2006, Gasteiger-Klicpera et al. 2006).
Ausgehend vom Bielefelder Screening und von in Skandinavien erprobten Trainingsprogrammen wurde ein deutschsprachiges Übungsprogramm für Vorschulkinder zur Vorbeugung von Lese- und Rechtschreibproblemen in der Schule entwickelt (»Hören, Lauschen, Sprechen« von Küspert & Schneider 2006). Nach diesem Programm werden mit den Kindern über einen Zeitraum von etwa sechs Monaten täglich 15–20 Minuten lang Sprachspiele und Sprachübungen durchgeführt. Dies kann in Kindergärten in Kleingruppen von etwa 8 Kindern unter Anleitung durch Erzieherinnen, die zuvor eine Einführung in das Training erhalten haben, erfolgen.

Das Programm besteht aus sechs Übungseinheiten, die aufeinander aufbauen:

1. Lauschspiele zur Förderung der Geräusch- und Spracherkennung
2. Erkennen und Bilden von Reimen
3. Zerlegen von Sätzen in Wörter und Verbinden von Wörtern
4. Zerlegen von Wörtern in Silben und Verbinden von Silben
5. Erkennen des ersten Lautes im Wort
6. Zerlegen von Wörtern in Laute und Verbinden von Lauten

Eine Überprüfung der Wirksamkeit dieses vorschulischen Trainings zur phonologischen Bewusstheit ergab, dass geförderte Kinder gegenüber nicht geförderten Kindern deutlich bessere Lese- und Rechtschreibleistungen in der Schule erreichten. Dies galt auch für die durch das Bielefelder Screening erfassten Risikokinder.

5.16 Wer bezahlt eine LRS-Diagnostik und Behandlung?

Die Finanzierung der Betreuung von LRS-Kindern ist unübersichtlich geregelt, ändert sich gelegentlich und wird auch nicht einheitlich gehandhabt. Die folgenden Hinweise beziehen sich auf die gegenwärtig vorherrschende Praxis, wobei Abweichungen vom geschilderten Vorgehen durchaus vorkommen. Je nach Art der erbrachten Leistung werden Träger der Schuleinrichtungen, Krankenkassen, Sozialkassen oder die Eltern selbst zur Finanzierung herangezogen.

Träger der Schuleinrichtung

Diagnostische Schritte zur Feststellung einer LRS, die durch Lehrer, Erzieher oder Schulpsychologen unternommen werden, und eine Förderung innerhalb der Schule in Form von Förderstunden o. ä. werden durch den Träger der Schule bezahlt.

Krankenkassen

Im Rahmen der Diagnostik sind ausführliche ärztliche, insbesondere kinder- und jugendpsychiatrische und psychologische Untersuchungen erforderlich, deren Kosten von Krankenkassen übernommen werden. Werden neben dem ärztlichen Befundbericht Stellungnahmen bzw. Gutachten gewünscht, dann sind die Kosten dafür durch die anfordernde Stelle (z. B. Jugendamt) oder die Eltern zu tragen. Die Behandlung psychischer Störungen in Folge des Versagens beim Schriftspracherwerb (Schulangst, depressive Verstimmungen, psychosomatische Beschwerden usw.) wird durch die Krankenkasse finanziert. Für eine Förderung von Lese- und Rechtschreibfähigkeiten selbst fühlen sich diese in der Regel allerdings nicht zuständig.

Sozialkassen

Wenn bei Kindern oder Jugendlichen infolge einer Lese-Rechtschreib-Störung (1) »ihre seelische Gesundheit mit hoher Wahrscheinlichkeit länger als sechs Monate von dem für ihr Lebensalter typischen Zustand abweicht und (2) daher ihre Teilhabe am Leben in der Gesellschaft beeinträchtigt ist oder eine solche Beeinträchtigung zu erwarten ist«, wird auf Antrag der Eltern eine Eingliederungshilfe nach § 35 a des Sozialgesetzbuches VIII gewährt. Eine Eingliederungshilfe kann u. a. in Form einer Hausaufgabenhilfe, einer außerschulischen LRS-Therapie, von Intensivkursen mit oder ohne Internatsunterbringung bzw. des Besuches spezieller Schulen mit besonderen Angeboten für LRS-Kinder erfolgen. Über die Gewährung einer Eingliederungshilfe wird durch die Jugendhilfe auf Grundlage ärztlicher, psychologischer und/oder sonderpädagogischer Gutachten entschieden.

Eltern

Die Kosten für eine über die gewährte Eingliederungshilfe hinausgehende Förderung in Praxen oder privaten Instituten bzw. für nicht anerkannte Behandlungsverfahren sind von den Eltern selbst zu tragen.

Weiterführende Angaben

Die Kostenübernahme für eine LRS-Behandlung wird nicht in jedem Fall unkompliziert gewährt. In Streitfällen wurden mehrfach Gerichte angerufen, auf deren Urteile sich Betroffene bei Auseinandersetzungen berufen können. Die richterlichen Urteile sind allerdings widersprüchlich. Das Verwaltungsgericht Braunschweig (AZ 4H 4348/89) kommt in seinem Urteil zu dem Ergebnis, dass die Legasthenie als Störung einer »Teilfunktion des Nervensystems« anzuerkennen sei und damit Anspruch auf Sozialhilfeleistungen besteht. Der bayerische Verwaltungsgerichtshof (AZ 3B 88.02040, 1989) entschied, dass die Legasthenie eine Störung von Krankheitswert ist, wenn eine isolierte zerebrale Störung der für das Lesen und Rechtschreiben notwendigen Funktionen nachweisbar ist. Sofern also mit ärztlichen Untersuchungen (z. B. neurologischer Befund, EEG) Störungen der Funktion des Gehirns zu belegen sind, dann handele es sich um eine Krankheit im Sinne der Reichsversicherungsordnung (RVO) und die Kosten seien von den Krankenversicherungsträgern zu übernehmen.

Streitfrage in der Praxis ist nicht selten, ob die festgestellten Störungen als eingetretene oder drohende »seelische Behinderung« einzustufen sind. Nur dann sind die Sozialkassen zuständig. Die Feststellung einer LRS reicht zu einer solchen Einstufung nicht aus, sondern es ist nachzuweisen, dass die »Teilhabe am Leben in der Gesellschaft beeinträchtigt ist oder eine solche Beeinträchtigung zu erwarten ist«. Dies kann z. B. dadurch bedingt sein, dass die LRS trotz schulischer und häuslicher Fördermaßnahmen eine begabungsadäquate Beschulung unmöglich macht oder auch durch eine ausgeprägte Lernverweigerung, psychische oder psychosomatische Symptome, Aufmerksamkeits- oder Verhaltensstörungen bzw. durch Störungen des Sozialkontakts.

Hinsichtlich weiterer sozialrechtlicher Fragen kann auf das Buch von Warnke und Mitarbeitern (2002) verwiesen werden, in dem Begutachtungs- und rechtliche Aspekte hinsichtlich einer LRS ausführlich dargestellt sind.

Eine Behandlung mit alternativen Verfahren ist meist von den Eltern selbst zu bezahlen. Krankenkassen verweisen auf Vorgaben des Sozialgesetzbuches nach denen Kosten nur übernommen werden dürfen, wenn ein Wirksamkeitsnachweis für eine Behandlungsmethode erbracht wurde. In der Praxis zeigt sich jedoch, dass eine Kostenübernahme nach Einzelfallprüfung nicht selten erfolgt. Auch haben einige alternative Verfahren Eingang in Regel- und Sonderschulen gefunden und werden in Förderstunden eingesetzt (u.a. Edu-Kinestetik).

6 Besonderheiten im Umgang mit LRS-Kindern

6.1 Wie kann die Hausaufgabensituation gestaltet werden?

Die Hausaufgabensituation ist in vielen Familien mit einem LRS-Kind ausgesprochen konfliktbeladen und kann das Verhältnis zwischen Eltern und Kind erheblich belasten. Das Erledigen der Hausaufgaben dauert oft extrem lange. Das Kind weiß nicht, was es auf hat und verschiebt Hausaufgaben am liebsten auf »später«. Treten Schwierigkeiten auf, so ist es leicht entmutigt, gibt schnell auf und sucht Unterstützung. Nach jedem Schritt vergewissert es sich, ob dieser richtig geworden ist. Manche LRS-Kinder reagieren äußerst empfindlich, wenn sie auf Fehler hingewiesen werden, und beginnen aus kleinstem Anlass zu weinen. Andere zeigen Trotz, Verweigerung oder Wutausbrüche. Die Situation schaukelt sich auf, sodass selbst bei Anforderungen, denen das Kind gewachsen ist, eine entspannte Atmosphäre nicht mehr möglich ist.

Um solchen Entwicklungen vorzubeugen, muss vermieden werden, dass das Kind die Hausaufgabensituation als Misserfolg erlebt. Deshalb sind in Absprache mit der Schule die Anforderungen an die Möglichkeiten des Kindes anzupassen. Auch sollte die Zeit, die ein LRS-Kind für die Erledigung der Hausaufgaben benötigt, nicht wesentlich länger sein als bei anderen Kindern. Wie alle Kinder, so brauchen auch LRS-Kinder genügend Möglichkeiten zum Spielen und zur Erholung. Wenn sich das Kind angestrengt hat, eine Hausaufgabe gut zu erledigen, sich aber trotzdem Fehler eingeschlichen haben, so sollte das Ergebnis akzeptiert und nicht immer wieder auf neuem Schreiben bestanden werden. Dies erfordert eine genaue Absprache mit der Schule, damit nicht am nächsten Tag Tadel und Vorwürfe folgen.

Lob und Anerkennung sind die besten Maßnahmen zur Erhöhung von Motivation und Leistungsbereitschaft. Sie sollten vom Bemühen des Kindes um gute Ergebnisse abhängen und nicht davon, wie viele Fehler auftreten. Besser als Fehler zu zählen, ist es, richtig geschriebene Wörter zu beachten und den Lernfortschritt hervorzuheben, selbst wenn dieser

nur gering ausgefallen ist. Die Rechtschreibregeln, die inzwischen leidlich beherrscht werden, sind immer wieder zu erwähnen und weniger die vielen, deren Erwerb noch aussteht.
Von den Eltern wird viel Geduld erwartet und sie sollten es so einrichten, dass sie sich für die Zeit der Hausaufgabenbegleitung keine anderen Tätigkeiten vornehmen. Sie müssen sich darauf einstellen, dass auch nach ihrer Auffassung einfach zu schreibende Wörter häufig geübt werden müssen und trotz ständiger Wiederholung ein Wort am nächsten Tag erneut falsch geschrieben wird.
Als günstig hat sich erwiesen, wenn mit dem Kind klare Absprachen über den Beginn und die Dauer der Hausaufgabenzeit erfolgen, die dann auch konsequent eingehalten wird. Pausen sollten von vornherein eingeplant werden. Beim Üben sind umgrenzte Ziele zu setzen und es ist an einer einzelnen Rechtschreibregel zu arbeiten und nicht an mehreren gleichzeitig. Fehler durch Nichtbeachtung anderer Regeln sollten in den Hintergrund rücken. Zusätzliches Üben zu den üblichen Hausaufgaben ist auf eine vorher verabredete Zeitdauer zu begrenzen und sollte nicht länger als 10 bis 20 Minuten in Anspruch nehmen.
Wenn die Hausaufgabensituation zu einer Belastung der Familienatmosphäre geworden ist, dann ist zu überlegen, ob die Hausaufgaben nicht besser außerhalb der Familie erledigt werden. Dies ist z.B. mit einer Hausaufgabenhilfe, im Hort oder mit Mitschülern denkbar. Entfallen zu Hause Auseinandersetzungen über die Erledigung der Hausaufgaben, so führt dies in der Regel zu einer erheblichen Entspannung des Verhältnisses zwischen dem Kind und seinen Eltern. Das Kind fühlt sich wieder akzeptiert und angenommen und in der entspannten Atmosphäre gelingt ihm auch eine erfolgreichere Erledigung seiner schulischen Aufgaben.

6.2 Was sollten Eltern im Umgang mit ihrem LRS-Kind beachten?

Für den Umgang mit einem LRS-Kind gelten die gleichen Grundsätze wie für andere Kinder. So wie alle Kinder benötigen auch Kinder mit einer Lese-Rechtschreib-Störung Geborgenheit in der Familie, Anerkennung, Erfolgserlebnisse und Anforderungen, die ihren Fähigkeiten entsprechen. Wie bei anderen Kindern erhöhen Ermutigung und Lob den

Lerneifer, während Tadel und Bestrafung eher entmutigend wirken und zu Lernverweigerung führen. Lernt ein Kind mit Freude, werden sich Lernfortschritte einstellen. Die Ergebnisse bleiben hingegen unbefriedigend, wenn Versagensangst und Misserfolgserwartung vorherrschen. Besonderheiten für den Umgang mit einem LRS-Kind ergeben sich also nicht daraus, dass ganz andere Regeln gelten, sondern daraus, dass sich die Grundprinzipien für einen entwicklungsfördernden Umgang wesentlich schwieriger verwirklichen lassen. Dies liegt einerseits an der spezifischen Situation des Kindes selbst, aber auch an den besonderen Anforderungen an die Eltern und den Schwierigkeiten, die Schulprobleme grundsätzlich mit sich bringen.

Spezifische Situation der Kinder

Obwohl sich Kinder mit einer Lese-Rechtschreib-Störung ebenso wie andere Kinder bemühen, es Eltern und Lehrern Recht zu machen, erfahren sie immer wieder Misserfolgserlebnisse. Dies führt, wie Gasteiger-Klicpera und Mitarbeiter (2006) in einer Längsschnittstudie vom Kindergartenalter bis zur 4. Klasse zeigen konnten, zu mangelndem Selbstvertrauen, Demotivierung und Schulunlust. Vermeidung von Misserfolgserfahrungen und bewusstes Schaffen von Erfolgserlebnissen sind deshalb zentrale Anliegen im Umgang mit einem LRS-Kind. Dies kann in vielfältiger Weise geschehen und das beste Vorgehen wird sich von Kind zu Kind unterscheiden. Misserfolgserlebnisse in der Schule können beispielsweise vermindert werden, wenn Anforderungen im Lesen und Rechtschreiben an die Fähigkeiten des Kindes angepasst, auch kleinere Forschritte bewusst wahrgenommen und anstelle des Ergebnisses das Bemühen des Kindes bewertet werden. Hilfreich ist, Lernerfolge in anderen Fächern hervorzuheben und Bereiche, in denen das Kind Stärken zeigt, zu betonen. Dies sind nur einige Möglichkeiten, auf die schwierige Situation des Kindes einzugehen. Entscheidend für den Umgang mit einem LRS-Kind ist, dass allen Bezugspersonen die besondere Situation des Kindes bewusst ist, sie negative Rückmeldungen vermeiden und Gelegenheiten zu Bestätigung und Lob bewusst nutzen.

Spezifische Situation der Eltern

Der Schulerfolg bestimmt in erheblichen Ausmaß die Entwicklungschancen eines Kindes und so ist es nur verständlich, dass Schulschwierigkeiten bei den Eltern Sorgen hervorrufen. Gerade für Eltern, die sich intensiv um ihr Kind kümmern, ist es oft schwer, fortwährend Verständnis und Geduld aufzubringen, wenn das Kind vielfach geübte Rechtschreibregeln nicht berücksichtigt und Fehler in einfach zu schreibenden Wörtern immer wieder auftreten. Eltern neigen dann dazu, mit den Kindern intensiver zu üben. Überforderung und Begrenzung der Freizeit, die das Kind dringend zur Erholung benötigt, sind die Folge. Trotz Bemühens von allen Seiten werden Lernblockaden auftreten und Lernerfolge ausbleiben. Aber auch gegenteilige Reaktionen der Eltern mit übermäßiger Verwöhnung wirken lern- und entwicklungshemmend.

Im Umgang mit einem LRS-Kind müssen sich Eltern deshalb immer wieder fragen, ob Anforderungen an das Kind dessen tatsächlichen Möglichkeiten entsprechen und ob Probleme im Umgang durch die Situation bedingt oder eher Ausdruck der eigenen Sorgen und Ratlosigkeit sind. Ein Austausch mit anderen Eltern bzw. Lehrern oder die Nutzung von Angeboten der Familienberatungsstellen können helfen, Sicherheit im Umgang mit den alltäglichen Schwierigkeiten zu gewinnen.

Allgemeine Probleme bei Schulschwierigkeiten

Treten Schulschwierigkeiten auf, so erhalten sie oft eine übermäßige Wertigkeit und werden innerhalb der Familie leicht zu einem beherrschenden Thema. Eltern von Kindern mit Schulproblemen sollten deshalb darauf achten, dass der Bereich der Schule nicht wesentlich mehr Gewicht erhält, als dies bei Kindern ohne Lernschwierigkeiten der Fall ist. Zwar sollten alle Schwierigkeiten und Konflikte, die mit der schulischen Situation zusammenhängen, ausreichend und offen besprochen werden, doch daneben sind andere Themen als gleich bedeutsam zu betrachten. So wichtig die Schule für die Lebenswelt des Kindes ist, so ist sie nur ein Bereich neben vielen anderen. Das Kind sollte sich nicht als Problemkind erleben, sondern als eines, das – wie andere Kinder auch –

mit einigen Lebensbereichen besser und mit anderen schlechter zurechtkommt und dessen Leben nicht durch seinen Problembereich bestimmt wird.

6.3 Sollten Eltern zusätzlich zu den Hausaufgaben mit den Kindern üben?

Gerade hinsichtlich dieser Frage sind sich Eltern häufig unsicher. Einerseits werden nur durch eine intensive Beschäftigung mit dem Lesen und Schreiben Routinen eingeschliffen und Sicherheit im Umgang mit der Schriftsprache erworben. Doch andererseits haben viele LRS-Kinder eine solche Abneigung gegen das Lesen und Schreiben entwickelt, dass ihnen eine Misserfolgserwartung jeglichen Spaß daran verdirbt. Die Frage ist also nicht für jedes Kind gleich zu beantworten. Ein zusätzliches Üben ist nur dann sinnvoll, wenn es gelingt, die Übungen als Spiel zu gestalten, das sowohl den Kindern als auch den Eltern Freude bereitet.

In einigen Familien hat sich ein gemeinsames Lesen bewährt. Mutter bzw. Vater und das Kind wechseln sich beim Lesen ab. Im Mittelpunkt steht die Geschichte und die gemeinsame Beschäftigung, nicht aber das korrekte Lesen. Die Texte werden so gewählt, dass sie für das Kind interessant, aber auch relativ leicht sind und ihm beim Lesen keine übermäßigen Probleme bereiten. Da es nicht darauf ankommt, dass das Kind richtig liest, sondern darauf, dass es sich mit dem Lesen beschäftigt und Freude am Lesen gewinnt, werden Lesefehler nicht kommentiert oder korrigiert und die Eltern sollten über schwierige Wörter unauffällig hinweghelfen. Ähnlich lässt sich das Schreiben im Rahmen didaktischer Spiele üben. Zahlreiche Lese- und Rechtschreibspiele sind im Handel erhältlich (ABC- und Rätselspiele, Silben- und Wörterlegspiele, Quartette, Puzzles, Scrabble). Wenn darauf geachtet wird, dass dem Kind echte Gewinnchancen eingeräumt werden, wird es daran Spaß finden und ein besseres Selbstbewusstsein im Umgang mit der Schriftsprache entwickeln.

6.4 Wird in der Schule auf eine LRS Rücksicht genommen?

Inwieweit in der Schule – z. B. bei der Leistungsbewertung – auf eine Lese-Rechtschreib-Störung Rücksicht genommen wird (Nachteilsausgleich), ob eine solche Rücksichtnahme verpflichtend ist oder im Ermessen der Schule liegt und bis zu welcher Klasse ein solcher Nachteilsausgleich gewährt wird, ist in den einzelnen Bundesländern unterschiedlich geregelt. Die genauen Bestimmungen sind dem jeweiligen Legasthenie-Erlass zu entnehmen (zu finden auf der Homepage des Legasthenieverbandes unter www.legasthenie.net).

Ein Nachteilsausgleich kann folgende Punkte beinhalten:

- Freistellung von Diktaten, die der Feststellung der Rechtschreibkenntnisse dienen
- Bei Teilnahme an Diktaten keine Zensierung, sondern allgemeine Beurteilung mit Betonung der Lernfortschritte
- Zeitzuschlag für die Erledigung von schulischen Tätigkeiten, die mit Lesen und Schreiben verbunden sind
- Vorlesen schriftlich gestellter Aufgaben (z. B. Textaufgaben in Mathematik)
- Leistungsfeststellung mündlich
- Im Fremdsprachenunterricht stärkere Gewichtung der mündlichen gegenüber den schriftlichen Leistungen
- In allen Fächern keine Berücksichtigung der Rechtschreibung bei der Notengebung
- Im Zeugnis keine Noten für Lese- und Rechtschreibleistungen (im Zeugnis wird vermerkt, dass in der Deutschnote Lesen und Rechtschreiben unberücksichtigt geblieben sind)
- Bei Entscheidungen zur Versetzung bzw. zum Übertritt in weiterführende Schulen werden die mangelhaften Lese- und Rechtschreibleistungen nicht als Hinderungsgrund angesehen. Entscheidend ist, ob das Kind aufgrund ausreichender Fähigkeiten in anderen Bereichen mit Erfolg am weiterführenden Schulunterricht teilnehmen kann.

Je nach Legasthenie-Erlass gelten einzelne oder alle Punkte für bestimmte Schuljahre oder bis zum Ende der Schulzeit. Damit ein Nachteilsausgleich erfolgt, ist eine formale Anerkennung der LRS durch die Schulbehörden erforderlich.

7 Was wird aus LRS-Kindern?

7.1 Sind Schwierigkeiten im Lesen und Schreiben zu überwinden?

Zu Beginn der Schullaufbahn ist der weitere Verlauf einer LRS hinsichtlich der Lese- und Rechtschreibleistungen noch nicht sicher vorherzusagen. Etwa ein Drittel der Kinder, die in der 1. bzw. 2. Klasse erhebliche Probleme beim Erwerb der Schriftsprache zeigen, holen den Rückstand relativ schnell auf (Spätstarter). Kinder, bei denen auch noch in der 3. Klasse ein deutlicher Rückstand zu beobachten ist, haben in der Regel bis ins Erwachsenenalter hinein Schwierigkeiten mit der Schriftsprache. Die Entwicklung von Leseleistung, Leseverständnis und Rechtschreibfähigkeit verläuft allerdings unterschiedlich.

Leseleistung

Hinsichtlich der Lesefertigkeiten erreichen LRS-Kinder in der Regel relativ gute Fortschritte. Diese sind insbesondere dadurch bedingt, dass sie sich das gesamte Wortbild einprägen und viele Wörter aus dem Sinnzusammenhang erraten, statt sie zu erlesen. Das exakte, buchstabengetreue Lesen hingegen fällt oft bis ins Erwachsenenalter hinein schwer, sodass unbekannte Wörter nur mühsam gelesen und verstanden werden. Eine Überprüfung der Lesefähigkeit jenseits des Grundschulalters erfolgt deshalb am zuverlässigsten mit Pseudowörtern bzw. Pseudotexten. Insgesamt liegt die Lesefähigkeit trotz deutlicher Verbesserungen im Laufe der Jahre unter den durchschnittlich zu erwartenden Lesefertigkeiten. Bei LRS-Kindern bleibt das Lesen lebenslang mühsamer und langsamer als bei anderen und fast die Hälfte gibt bei Nachbefragungen im Erwachsenenalter an, keine Bücher zu lesen.

Leseverständnis

Das Leseverständnis zeigt meist eine sehr gute Besserungstendenz, sodass bei vielen Erwachsenen mit einer LRS keine nennenswerten Beeinträchtigungen im Leseverständnis mehr nachweisbar sind.

Rechtschreibfähigkeit

Im späteren Schulalter und im Erwachsenenalter stehen Rechtschreibschwierigkeiten im Vordergrund. Obwohl auch LRS-Kinder durch ein gezieltes Training und ein häufiges Üben ihre Rechtschreibfähigkeiten im Laufe der Jahre deutlich verbessern, erreichen sie nicht die Leistungen von Kindern ohne eine Lese-Rechtschreib-Störung. Da die anderen Kinder schneller hinzulernen, wird bei vielen LRS-Kindern der Abstand zu Gleichaltrigen im Laufe der Schuljahre sogar größer.

7.2 Kann ein LRS-Kind höhere Schulen besuchen bzw. studieren?

Eine umschriebene Lese-Rechtschreib-Störung schließt einen erfolgreichen Abschluss einer Realschule bzw. eines Gymnasiums nicht aus. Bei der Entscheidung für einen Übertritt in weiterführende Schulen sollten deshalb die Lese- und Rechtschreibleistungen unberücksichtigt bleiben und sich die Entscheidung nur danach richten, ob die Kinder bezüglich sonstiger Fähigkeiten in der Lage sind, den Schulstoff zu bewältigen. Das Gleiche gilt für Entscheidungen zum Studium.

In der Praxis zeigt sich jedoch, dass die Chancen eines LRS-Kindes, weiterführende Schulen zu besuchen, ausgesprochen schlecht sind. Unter 10% der LRS-Kinder erreichen einen Realschulabschluss und weniger als 2% das Abitur. Selbst bei überdurchschnittlicher Intelligenz (IQ über 112) legen nur etwa 10% dieser Kinder das Abitur ab. Untersuchungen haben gezeigt, dass der Schulerfolg normal intelligenter LRS-Kinder nur dem von minderbegabten Regelschülern entspricht.

7.3 Hat eine LRS Auswirkungen auf die Intelligenzentwicklung?

Ab dem Schulalter ist der Lernprozess auch davon abhängig, wie viel ein Kind liest und wie viel es sich aus Büchern erarbeitet. Damit erscheint es denkbar, dass eine LRS negative Auswirkungen auf die Intelligenzentwicklung hat. Dieser Frage wurde in Längsschnittstudien nachgegangen. Dabei hat sich jedoch gezeigt, dass die sprachfreie, lebenspraktische Intelligenz durch eine LRS nicht ungünstig beeinflusst wird. Ein Zurückbleiben der Intelligenz hinter der Entwicklung gleichaltriger Kinder durch eine mangelhafte Beherrschung der Schriftsprache ist bei LRS-Kindern demzufolge nicht zu befürchten.

7.4 Wirkt sich eine LRS auf die Persönlichkeitsentwicklung aus?

In vielen Studien finden sich Hinweise darauf, dass bei LRS-Kindern psychische Störungen gehäuft zu beobachten sind. Im späteren Schul- und frühen Erwachsenenalter wird insbesondere auf ein vermindertes Selbstwertgefühl, Verhaltensbesonderheiten und eine erhöhte Rate von Delinquenz hingewiesen. Ob diese psychischen Auffälligkeiten tatsächlich Folge von Misserfolgserlebnissen in der Schule sind, wie vielfach angenommen wird, oder ob diese unabhängig von der LRS auftreten, ist umstritten. In einer Längsschnittstudie konnten Gasteiger-Klicpera und Mitarbeiter (2006) zeigen, dass hyperkinetisches und aggressives Verhalten bei Kindern mit einer LRS bereits im Kindergartenalter vermehrt zu beobachten ist, aber im Laufe der Jahre kaum zunimmt. Im Gegensatz dazu waren LRS-Kinder hinsichtlich Sozialkontakt und prosozialem Verhalten anfangs kaum auffällig. Ende der 4. Klasse zeigten sie aber eine vermehrte Zurückgezogenheit und sie waren deutlich häufiger Prügelknaben in der Klasse. Die Ergebnisse sprechen somit dafür, dass bei LRS-Kindern hyperkinetisches und oppositionelles Verhalten eher als zusätzliche, von der LRS unabhängige Auffälligkeiten (Komorbidität) aufzufassen sind, während sich soziale Ängste erst als Folge der LRS im Laufe der Schulzeit entwickeln.
Erwachsene mit einer LRS zeigen insbesondere hinsichtlich des Umgangs mit ihrer Schwäche Unsicherheiten. Sie sprechen darüber nur ungern mit Freunden und Kollegen und haben Angst, dass diese allgemein bekannt wird. Eine LRS wird vielfach als stigmatisierend empfunden

und deshalb am liebsten verschwiegen. Gegenüber Gedrucktem besteht lebenslang ein gewisses Misstrauen. Wenn es z. B. um die Inbetriebnahme eines neuen Gerätes geht, dann wird weniger der Gebrauchsanweisung vertraut sondern eher versucht, durch Probieren die Bedienung zu durchschauen.

7.5 Wie sind die Berufschancen von LRS-Kindern?

Die beruflichen Aussichten von LRS-Kindern entsprechen denen anderer Kinder mit vergleichbaren Schulabschlüssen. So studieren z. B. LRS-Kinder mit Abitur gleich häufig wie andere Abiturienten. Die entscheidende Hürde für LRS-Kinder ist somit die Schule. Da LRS-Kinder häufiger keinen Schulabschluss erreichen und nur selten weiterführende Schulen besuchen, erreichen sie in der Regel auch nur unterdurchschnittliche Berufsabschlüsse. In einer Untersuchung in London zeigte sich, dass 50 % der LRS-Kinder ohne Berufsabschluss blieben und nur 1 % eine akademische Ausbildung erhalten hatten. Das Ausbildungsniveau der LRS-Kinder war im Durchschnitt schlechter als das ihrer Eltern. Später nahmen sie seltener Weiterbildungsangebote wahr und übten überwiegend Berufe mit körperlicher Arbeit aus.
Außer vom Schulabschluss hängen die Berufschancen eines LRS-Kindes entscheidend von der Förderung durch das Elternhaus ab. Die beruflichen Aussichten von Kindern aus stark unterstützenden Elternhäusern sind kaum eingeschränkt. LRS-Kinder aus förderndem sozialen Milieu erreichen nach den Ergebnissen von Längsschnittstudien vergleichbare Abschlüsse wie andere Kinder auch, allerdings oft etwas später.

7.6 Sollte eine LRS bei der Berufswahl beachtet werden?

Da Schwierigkeiten im Lesen und insbesondere in der Rechtschreibung bis ins Erwachsenenalter hinein bestehen bleiben, sollten LRS-Kinder einen Beruf wählen, der keine zu hohen Anforderungen an die Lese- und Rechtschreibfähigkeiten stellt. Wie Langzeitbeobachtungen von LRS-Kindern gezeigt haben, suchen diese ihren Beruf auch sorgfältiger als andere Kinder aus und achten selbst darauf, dass der Schriftsprache im Berufsleben kein zu hoher Stellenwert zukommt. Berufserfolg und Lebenszufriedenheit sind dann nicht schlechter als bei anderen.

7.7 Wovon hängt es ab, was aus einem LRS-Kind wird?

Von entscheidendem Einfluss für die Entwicklung eines LRS-Kindes ist die Unterstützung durch Elternhaus und Schule. Die sozialen Entwicklungschancen von LRS-Kindern aus einem Elternhaus, das sich intensiv für die Entwicklung des Kindes einsetzt, sind kaum schlechter als die anderer Kinder. Auch wenn Eltern die Teilleistungsschwäche ihres Kindes nicht beseitigen können, so können sie doch Ausgleichsmöglichkeiten schaffen und negative Einflüsse auf die Schullaufbahn verhindern, z.B. durch die Ermöglichung des Besuches einer Schule, die spezifisch auf Schwächen im Lesen und Rechtschreiben eingeht. Auch wirkt sich eine verständnisvolle Haltung und emotionale Stützung positiv auf die weitere Entwicklung aus. LRS-Kinder aus benachteiligten oder konfliktbelasteten Herkunftsfamilien haben deutlich schlechtere Schul- und folglich auch Berufschancen.
Weitere Einflussfaktoren auf die Entwicklung von LRS-Kindern sind der Schweregrad der Lese-Rechtschreib-Störung und das Niveau der sprachunabhängigen Intelligenz. Hinsichtlich der Frage, ob sprachliche Schwächen, hyperkinetisches Verhalten oder soziale Ängstlichkeit einen Einfluss auf die Langzeitentwicklung ausüben, sind die Angaben widersprüchlich. Ein Unterschied hinsichtlich der langfristigen Entwicklungschancen zwischen Jungen und Mädchen konnte nicht festgestellt werden.

7.8 Wie lassen sich die Chancen eines LRS-Kindes verbessern?

Bei LRS-Kindern bestehen gravierende Probleme in der Schule, weniger jedoch während der anschließenden Berufsausbildung bzw. der Berufsausübung. Wenn die Entwicklungschancen eines LRS-Kindes verbessert werden sollen, so kommt es darauf an, ihnen einen Schulabschluss zu ermöglichen, der ihrer Intelligenz entspricht. Dies kann dadurch geschehen, dass LRS-Kinder in der Schule spezifisch gefördert werden und einen Nachteilsausgleich sowie bei ausgeprägten Störungen eine längerfristige außerschulische Förderung und Behandlung erhalten. Wie in den LRS-Erlassen der einzelnen Bundesländer vorgesehen, darf der Besuch weiterführender Schulen nicht von Lese- und Rechtschreibleistungen abhängig gemacht werden.

8 Hilfreiche Informationen zum Abschluss

8.1 Was ist zu tun bei Kindern mit einer Lese-Rechtschreib-Störung? – Konkrete Schritte

In diesem Abschnitt soll darauf eingegangen werden, was Eltern unternehmen können, wenn bei ihrem Kind Lernschwierigkeiten im Deutschunterricht auftreten und sie eine LRS vermuten. Das geschilderte Vorgehen kann nur als ein Beispiel angesehen werden, da die Zuständigkeiten in den einzelnen Bundesländern unterschiedlich geregelt sind.

Wenn Eltern bei ihren Kindern Probleme im Fach Deutsch beobachten, dann sollten sie als erstes den Kontakt zur Schule suchen. Es ist zu erfragen, ob auch von Seiten der Lehrkräfte Lernprobleme, die an eine LRS denken lassen, gesehen werden. Der/Die Lehrer/in wird darüber berichten, ob nach seinem/ihrem Eindruck das Kind im Vergleich zu den Klassenkameraden wesentlich größere Schwierigkeiten beim Erlernen des Lesens hat und ihm im ungeübten Diktat sehr viel mehr Fehler unterlaufen als den anderen. Des Weiteren ist von besonderem Interesse, ob zwischen mündlichen und schriftlichen Fertigkeiten und zwischen den Leistungen beim Lesen bzw. Schreiben und den sonstigen Schulleistungen deutliche Unterschiede bestehen.

Bleibt der Verdacht auf umschriebene Schwierigkeiten im Schriftspracherwerb bestehen, so können nach einem Ausschluss von Seh- oder Hörstörungen bei weniger ausgeprägten Schulproblemen zuerst einmal schulische und häusliche Fördermaßnahmen abgesprochen und deren Erfolg abgewartet werden. Bei ernsthafteren Problemen sollte eine weitere Abklärung erfolgen, um danach die notwendigen Schritte festzulegen.

Eine spezifische schulische Förderung und die Gewährung eines Nachteilsausgleichs entsprechend dem Legasthenie-Erlass setzt die formale Anerkennung einer LRS durch die Schulbehörden voraus, welche durch die Eltern in der Schule zu beantragen ist. Je nach Bundesland stützen sich die Schulbehörden bei ihrer Entscheidung auf Stellungnahmen des

Klassenlehrers, einer speziell ausgebildeten Lehrkraft oder des Schulpsychologen.

Bleiben trotz schulischer und häuslicher Fördermaßnahmen Lernprobleme bestehen oder entwickeln sich Schulunlust, Schulverweigerung, erhebliche Schwierigkeiten bei der Erledigung der Hausaufgaben, körperliche Beschwerden im Zusammenhang mit schulischen Anforderungen oder andere Probleme, dann ist eine weiterführende Abklärung angezeigt. Je nach Bundesland sind Kinder- und Jugendpsychiater, speziell ausgebildete Pädagogen oder andere Fachleute für die Diagnostik zuständig.

Bestätigt sich der Verdacht auf eine LRS, dann werden in Abhängigkeit vom genauen Untersuchungsergebnis konkrete Behandlungsschritte eingeleitet. Welche Therapiemöglichkeiten es gibt, wurde in vorangehenden Abschnitten erläutert. In jedem Fall ist eine enge Zusammenarbeit zwischen Elternhaus, Schule und Therapeuten wichtig, damit eine außerschulische Behandlung nicht abgekoppelt vom eigentlichen Lernprozess im Deutschunterricht erfolgt. Die Eltern sollten in jedem Stadium gut informiert und in Entscheidungsprozesse einbezogen sein. Mit der Schule sind außer Fördermaßnahmen und Nachteilsausgleich Schritte zur Vermeidung von Bloßstellung und Misserfolgserlebnissen abzusprechen.

Ist eine außerschulische Behandlung erforderlich, dann können Eltern zu deren Finanzierung beim Jugendamt einen Antrag auf Eingliederungshilfe stellen. Mitarbeiter des Jugendamtes entscheiden auf der Grundlage von ärztlichen Stellungnahmen, Einschätzungen der Schule und zusätzlich eingeholten Informationen über den Antrag und legen in einem Hilfeplan konkrete Maßnahmen fest. Die Bewilligung einer ambulanten LRS-Therapie wird zeitlich begrenzt, oft auf ein halbes oder ein Jahr. Reicht dieser Zeitraum nicht aus, dann können Eltern eine Verlängerung beantragen. Das Jugendamt wird sich wiederum Gutachten einholen, u.a. von der Stelle, welche die Behandlung übernommen hat. Der Therapeut wird in seinem Gutachten den bisherigen Behandlungsverlauf schildern und die Notwendigkeit einer Fortführung begründen.

Die Möglichkeiten, Unterstützung für LRS-Kinder und deren Eltern zu erhalten, sind regional sehr unterschiedlich. Genauere Informationen über die Gegebenheit vor Ort sind nicht nur bei Fachleuten, sondern auch bei Elterninitiativen zu erhalten. Deutschlandweit arbeitet ein sehr aktiver Elternverband (Bundesverband Legasthenie und Dyskalkulie e.V. – BVL, Königstraße 32, 30175 Hannover; www.legasthenie.net), dem zahlreiche Regionalverbände angeschlossen sind.

8.2 Welche weiterführende Literatur ist zu empfehlen?

Deutsche Gesellschaft u.a. Verbände für Kinder- und Jugendpsychiatrie und Psychotherapie (Hrsg.) (2007). Leitlinien zu Diagnostik und Therapie von psychischen Störungen im Säuglings-, Kindes- und Jugendalter. 3. Aufl., Köln: Deutscher Ärzte Verlag.

Dilling, H., Mombour, W. & Schmidt, M. H. (Hrsg.) (1993). Internationale Klassifikation psychischer Störungen – ICD-10 Kapitel V (F). Bern: Hans Huber.

Hasselhorn, M., Schneider, W. & Marx, H. (Hrsg.) (2000). Diagnostik von Lese-Rechtschreibschwierigkeiten. Jahrbuch der pädagogisch-psychologischen Diagnostik (Band 1). Göttingen: Hogrefe.

Hemminger, U., Roth, E., Schneck, S., Jans, T. & Warnke, A. (2000). Testdiagnostische Verfahren zur Überprüfung der Fertigkeiten im Lesen, Rechtschreiben und Rechnen. Eine kritische Übersicht. Zeitschrift für Kinder- und Jugendpsychiatrie und Psychotherapie, 28, 188–201.

Jansen, H., Mannhaupt, G., Marx, H. & Skowronek, H. (2002). Bielefelder Screening zur Früherkennung von Lese-Rechtschreibschwierigkeiten (BISC). 2. Aufl. Göttingen: Hogrefe.

Klicpera, Ch. & Gasteiger-Klicpera, B. (1998). Psychologie der Lese- und Schreibschwierigkeiten. Entwicklung, Ursachen, Förderung. Weinheim: Beltz.

Klicpera, Ch., Schabmann, A. & Gasteiger-Klicpera, B. (1998). Legasthenie. München: Ernst Reinhardt.

Kossow, H.-J. (1997). Zur Therapie der Lese-Rechtschreib-Schwäche. Aufbau und Erprobung eines theoretisch begründeten Therapieprogramms. Berlin: Deutscher Verlag der Wissenschaften.

Küspert, P. (2003). Wie Kinder leicht lesen und schreiben lernen. Ratingen-Lintorf: Oberstebrink.

Küspert, P., Marx, P., Schneider W. & Weber J. (2007). Prävention von Lese-Rechtschreibschwierigkeiten. In W. v. Suchodoletz (Hrsg.), Prävention von Entwicklungsstörungen. Göttingen: Hogrefe.

Lauster, U. (2003). Legasthenie-Spiele 2 – Spielerische Förderung bei Lese-Rechtschreib-Schwäche: Mach mit – Du kannst es auch! München: Lentz.

Mannhaupt, G. (2006). Ergebnisse von Therapiestudien. In W. v. Suchodoletz (Hrsg.), Therapie der Lese-Rechtschreib-Störung (LRS). 2. Aufl., (S. 93–110). Stuttgart: Kohlhammer.

Marx, H. (1997). Erwerb des Lesens und Rechtschreibens: Literaturüberblick. In F. E. Weinert & A. Helmke (Hrsg.), Entwicklung im Grundschulalter. (S. 85–111). Weinheim: Psychologie Verlags Union.

Plume, E. & Schneider, W. (2004). Hören, lauschen, lernen 2. Sprachspiele mit Buchstaben und Lauten für Kinder im Vorschulalter. Göttingen: Vandenhoeck & Ruprecht.

Schulte-Körne, G. et al. (2001). Zur Diagnostik der Lese-Rechtschreib-Störung. Zeitschrift für Kinder- und Jugendpsychiatrie und Psychotherapie, 29, 113–116.

Schulte-Körne, G. (2006). Lerntheoretisch begründete Therapieverfahren bei der Lese-Rechtschreib-Störung. In W. v. Suchodoletz (Hrsg.), Therapie der Lese-Rechtschreib-Störung (LRS). Traditionelle und alternative Behandlungsmethoden im Überblick. 2. Aufl., (S. 33–57). Stuttgart: Kohlhammer.

Staatsinstitut für Schulqualität und Bildungsforschung München (Hrsg.) (2006). Bewertungs-Tool für Lern- und Bildungsangebote auf CD/DVD und im Web. Rosenheim: co.Tec.

Strehlow, U. (2004). Langfristige Perspektiven von Kindern mit Lese-Rechtschreib-Störungen. In W. v. Suchodoletz (Hrsg.), Welche Chancen haben Kinder mit Entwicklungsstörungen? (S. 201–218). Göttingen: Hogrefe.

Suchodoletz, W. v. (1999). 100 Jahre LRS-Forschung – was wissen wir heute? Zeitschrift für Kinder- und Jugendpsychiatrie und Psychotherapie, 27, 199–206.

Suchodoletz, W. v. (2005). Früherkennung einer Lese-Rechtschreib-Störung. In W. v. Suchodoletz (Hrsg.), Früherkennung von Entwicklungsstörungen. (S. 191–223). Göttingen: Hogrefe.

Suchodoletz, W. v. (2005). Ist eine kausale Therapie der Lese-Rechtschreib-Störung möglich? pädiatrische praxis, 66, 589–595.

Suchodoletz, W. v. (Hrsg.) (2006). Therapie der Lese-Rechtschreib-Störung (LRS). Traditionelle und alternative Behandlungsmethoden im Überblick. 2. Aufl. Stuttgart: Kohlhammer.

Warnke, A., Hemminger, U., Roth, E. & Schneck, S. (2002). Legasthenie. Leitfaden für die Praxis. Begriff – Erklärung – Diagnose – Behandlung – Begutachtung. Göttingen: Hogrefe.

Zimdars, K. & Zink, S. (2006). Computergestützte Trainingsverfahren. In W. v. Suchodoletz (Hrsg.), Therapie der Lese-Rechtschreib-Störung (LRS). Traditionelle und alternative Behandlungsmethoden im Überblick. 2. Aufl., (S. 58–81). Stuttgart: Kohlhammer.

8.3 Wo findet man Informationen zur LRS im Internet?

www.legasthenie.net
Bundesverband Legasthenie und Dyskalkulie; Adressen der Landesverbände, Informationsmaterial, Veranstaltungsankündigungen, Erlasse der Bundesländer, Standards für die Ausbildung von Legasthenie-Therapeuten, Literaturhinweise, Newsletter

www.info-legasthenie.de
Ausführliche Informationen zur LRS unter Berücksichtigung des aktuellen Wissensstandes (Erkennung, Ursachen, Verlauf, Förderung, Beratung, rechtlichen Fragen), aktuelle Forschungsprojekte der Arbeitsgruppe Lese-Rechtschreib-Störung, Literaturhinweise unterteilt für Eltern und Fachleute

http://leitlinien.net
Kinder- und jugendpsychiatrische Leitlinien zur Diagnostik und Therapie einer Lese-Rechtschreib-Störung (Pfad: Leitlinien der Arbeitsgemeinschaft der Wissenschaftlichen Medizinischen Fachgesellschaften → Leitlinien nach Fächern → 028 Kinder- und Jugendpsychiatrie und

-psychotherapie → 028/017 Umschriebene Entwicklungsstörungen schulischer Fertigkeiten)

www.bildungsserver.de
Umfangreiche Informationen zum Thema Bildung, Bildungspolitik, Bildungsforschung (einschließlich Sprach-, Lese- und Lernförderung), Links zu diversen Bildungsthemen, u.a. zur Legasthenie

www.legakids.net
Zwei Bereiche: einer für Kinder und einer für Eltern und Lehrer; im Kinderbereich verschiedene Lese-/Rechtschreib-Onlinespiele (teilweise auch in Englisch) und Hörspiele sowie kindgerechte Tipps zum Umgang mit einer LRS; auf den Eltern/Lehrerseiten u.a. Veranstaltungshinweise, Adressen, Links zu Anbietern von Lern- und Fördermaterialien, Buchtipps, Rundbriefe

www.sodis.de
Datenbank für Medien in der Bildung der deutschen Länder und Österreichs, Beschreibung und Bewertung von Lernsoftware

www.isb.bayern.de
Homepage des Staatsinstituts für Schulqualität und Bildungsforschung München, über die eine CD »Bewertungs-Tool für Lern- und Bildungsangebote auf CD/DVD und im Web« bezogen werden kann (Vorstellung und Bewertung von über 1000 Software-Angeboten)

Literaturverzeichnis

Berwanger, D. (2002). Untersuchung der zeitlichen Diskriminationsfähigkeit bei Kindern mit einer Sprachentwicklungsstörung und/oder Lese-Rechtschreib-Störung. München: Verlag Dr. Hut.

Berwanger, D. (2006). Ordnungsschwellentraining. In: W. v. Suchodoletz (Hrsg.), Therapie der Lese-Rechtschreib-Störung (LRS). Traditionelle und alternative Behandlungsangebote im Überblick. 2. Aufl., (S. 135–166). Stuttgart: Kohlhammer.

Coltheart, M., Curtis, B., Atkins, P. & Haller, M. (1993). Models of reading aloud: Dual route and parallel distributed processing approaches. Psychological Review, 100, 589–608.

Cornwall, A. & Bawden, H. N. (1992). Reading disabilities and aggression: A critical review. Journal of Learning Disabilities, 25, 281–288.

Dummer-Smoch, L. & Hackethal, R. (1999). Handbuch zum Kieler Leseaufbau. 5. Aufl. Kiel: Veris.

Dummer-Smoch, L. & Hackethal, R. (2001). Handbuch zum Kieler Rechtschreibaufbau. 4. Aufl. Kiel: Veris.

Esser, G. (1991). Was wird aus Kindern mit Teilleistungsschwächen? Stuttgart: Enke.

Frith, U. (1985). Beneath the surface of developmental dyslexia. In: K. E. Patterson, J. C. Marshall, & M. Coltheart (Eds.), Surface dyslexia, (S. 301–330). London: Erlbaum.

Gasteiger-Klicpera, B., Klicpera, Ch. & Schabmann, A. (2006). Der Zusammenhang zwischen Lese-, Rechtschreib- und Verhaltensschwierigkeiten. Kindheit und Entwicklung, 15, 55–67.

Haffner, J., Zerahn-Hartung, C., Pfüller, U., Parzer, P., Strehlow, U. & Resch, F. (1998). Auswirkungen und Bedeutung spezifischer Rechtschreibprobleme bei jungen Erwachsenen – empirische Befunde in einer epidemiologischen Stichprobe. Zeitschrift für Kinder- und Jugendpsychiatrie und Psychotherapie, 26, 124–138.

Klicpera, C. & Schabmann, A. (1993). Die Häufigkeit von emotionalen Problemen und Verhaltensauffälligkeiten im Unterricht und der Zusammenhang mit Lese- und Rechtschreibschwierigkeiten: Ergebnisse einer Längsschnittuntersuchung. Praxis der Kinderpsychologie und Kinderpsychiatrie, 42, 358–363.

Kossow, H.-J. (1997). Zur Therapie der Lese-Rechtschreibschwäche. Aufbau und Erprobung eines theoretisch begründeten Therapieprogramms. Berlin: Deutscher Verlag der Wissenschaften.

Küspert, P. & Schneider, W. (2006). Hören, lauschen, lernen – Sprachspiele für Kinder im Vorschulalter. 5. Aufl. Göttingen: Vandenhoeck & Ruprecht.

Marx, P. & Weber, J. (2006). Vorschulische Vorhersage von Lese- und Rechtschreibschwierigkeiten. Neue Befunde zur prognostischen Validität des Bielefelder Screenings (BISC). Zeitschrift für Pädagogische Psychologie, 20, 251–259.

Orton, S. (1929). Certain failures in the acquisition of written language. Their bearing on the problem of cerebral dominance. Archives of Neurology and Psychiatry, 22, 814–850.

Pennington, B. F., Gilger, J., Pauls, D., Smith, S. A. & Smith, S. D. & DeFries, I. C. (1991). Evidence for a major gene transmission of developmental dyslexia. Journal of the American Medical Association, 18, 1527–1534.

Rathenow, P., Vöge J. & Laupenmühlen, D. (1980): Westermann Rechtschreibtest 6+ (WRT 6+). Göttingen: Hogrefe.

Reutter-Liehr, C. (2001). Lautgetreue Rechtschreibförderung. Stundenplanungen und Materialien. Bochum: Winkler.

Schulte-Körne, G. et al. (2001). Zur Diagnostik der Lese-Rechtschreibstörung. Zeitschrift für Kinder- und Jugendpsychiatrie und Psychotherapie, 29, 113–116.

Schulte-Körne, G. & Mathwig, F. (2004). Das Marburger Rechtschreibtraining. 2. Aufl. Bochum: Winkler.

Shaywitz, S. E., Shaywitz, B. A., Fletcher, J. M. & Escobar, M. D. (1990). Prevalence of reading disability in boys and girls: results of the Connecticut Longitudinal Study. Journal of the American Medical Association, 264, 998–1002.

Simon, D. P. & Simon, H. A. (1973). Alternative uses of phonemic information in spelling. Review of Educational Research, 43, 115–137.

Sozialgesetzbuch (SGB) – Achtes Buch (VIII) – Kinder- und Jugendhilfe – Homepage des Bundesministeriums für Justiz, http://www.gesetze-im-internet.de.

Weinschenk, C. (1990). Ein Problem wird totgeschwiegen. Gesetzliche Vorgaben und Praxis der Erziehung im Jugendstrafvollzug. Kriminalistik, 44, 71–76.